메밀을 벗겨라

메밀을 벗겨라

박철호 · 우선희 · 최용순 · 장광진 · 박상언

| 머리말 |

현대과학으로 갖가지 비밀이 밝혀지고 있는 메밀은
식품에서 의약품 및 화장품에 이르기까지
귀중한 생명건강자원으로서의 가치가 새롭게 인식되고 있다.
건강한 삶의 동반자로서 메밀이 갖는
보건적·경제적 가치와 삶의 질을 높이는 문화적 의의를
이 책을 통해 조금이라도 이해할 수 있기를 바랍니다.
건강 100세를 위해 생명의 비밀을 간직한 건강식물,
메밀을 벗겨 자주 이용할 것을 권유드립니다.

2012년 7월

저자대표 박 철 호

| 차례 |

머리말_ 5

차례_ 6

1. 메밀이 뭐래요?_ 9

2. 메밀은 어디에서 왔나요?_ 12

3. 메밀은 오방지영물五方之靈物_ 19

4. 메밀의 생김새_ 25

5. 메밀이 잘 자라는 환경_ 28

6. 메밀의 영양적 가치_ 31

7. 메밀이 함유한 '루틴'_ 36

8. 메밀의 효능과 작용_ 41

9. 메밀에는 어떤 부작용이 있나?_ 48

10. 메밀 품종에는 어떤 것이 있나_ 51

11. 메밀은 어떻게 재배하나?_ 55

12. 메밀은 어떻게 가공하나?_ 63

13. 한국의 메밀식문화_ 73

14. 막국수에 관한 오해_ 80

15. 메밀싹의 비밀을 캔다_ 86

16. 메밀전초의 효능과 산업적 이용_ 90

17. 메밀 전초를 이용한 제품_ 100

18. 메밀과 화장품_ 107

19. 타타리메밀(쓴메밀)의 특성과 이용_ 111

20. 한국의 메밀문화_ 133

21. 세계의 메밀문화_ 149

22. 메밀을 위한 노력_ 161

참고도서 및 문헌 자료 목록_ 164

집필후기_ 166

1. 메밀이 뭐래요?

메밀은 귀중한 생명건강자원

메밀은 오랫동안 인류의 사랑을 받아 온 식물이다. 동·서양을 막론하고 메밀은 인류의 생명과 건강을 지켜주는 파수꾼이다. 메밀은 알고 보면 정말 좋은 식물이다. 메밀로 만든 식품 또한 좋은 식품이다. 좋다는 것은 여러 가지로 가치가 많다는 뜻이다. 경제적인 관점에서 메밀이 돈벌이도 되고 건강에도 좋다는 뜻이다.

전통적으로 종실 위주의 메밀 이용은 현대과학의 발달에 힘입어 보다 다양한 접근이 가능해졌다. 실제로 독일에서는 메밀 전초(잎과 줄기)의 추출물을 동결건조하여 타블렛으로 만든 건강식품이 판매되고 있다. 중국에서도 타타리메밀(쓴메밀)의 종실과 잎으로 만든 각종 가공상품이 개발되어 유통되고 있다.

대다수의 국민들이 '소바(메밀국수)'를 즐기는 일본에서는 메밀의 루틴성분을 정제한 기능성 원료가 개발되어 식품 및 의약품 소재로 이용되며 해외로 수출되기까지 한다. 우리나라에서도 근래 메밀종자를 콩나물처럼 싹틔운 메밀싹(buckwheat sprouts)이 건강채소로 개발되어 수요가 확대되고 있다.

그럼에도 불구하고 요즘 국내에서는 메밀 생산이 현저히 줄어들고 있다. 산골을 다녀봐도 메밀밭을 보기란 정말 쉽지 않다.

늦여름과 초가을에 효석문화제를 위한 메밀밭 조성을 해마다 시도하는 강원도 평창군 봉평면이 그나마 7~10만 평의 대규모 면적에 메밀밭을 만들어 관광자원화 하고 있다. 반면 판매 또는 자가自家 소비를 목적으로 메밀밭을 가꾸는 농가가 요즘엔 찾아보기 어려울 정도로 드물다. 국내에서 한때(1980년초) 12,000ha에 재배되던 메밀이 요즘엔(2010년) 2,000ha로 재배면적이 감소한 것이 그러한 현상을 반증하는 좋은 사례다. 그나마 근래 메밀의 효능이 알려지면서 메밀을 직접 재배하여 이용하고자 종자를 구하는 사람들이 점점 늘어나고 있어서 반가운 마음이다.

메밀은 전통 식문화의 원류

반면 메밀에 대한 국내 수요는 지속적인 증가 추세에 있다. 우리나라에서 메밀의 수요 증가를 주도하는 것은 주로 메밀음식이다. 메밀음식은 냉면, 막국수 등의 국수제품과 부침, 전병, 묵 등 향수鄕愁를 달래주는 토속적인 향토음식이 대표적이며 그런 메밀음식을 위한 메밀제분업이 성행하여 결과적으로 메밀수요가 증대되는 것이다.

그렇게 수요는 증가하는데 생산은 오히려 줄어들고 있다. 왜 그럴까? 그것은 메밀의 생산성이 낮은 데 가장 큰 원인이 있다. 수요는 느는데도 국내 생산이 준다고 하는 것은 그만큼 해외로부터의 메밀수입량이 늘어나고 있음을 의미한다. 실제로 많은 양의 메밀이 대부분 중국에서 수입된다.

메밀은 세계적으로 생산량과 수요량이 많은 주곡 작물에 비해 생산 및 이용량이 적어 이른바 '덜 중요하게 여기고 덜 이용하는 작물(minor crop)'로 취급되기도 한다. 하지만 작물로서의 중요성은 날이 갈수록 더 부각되고 있다. 특히 각국마다 고유의 양식으로 발전되어 온 메밀식문화는 그 나라 민속문화의 일부로서 독창성과 전통성을 유지해 왔다.

세계 각국의 메밀의 전통적인 이용에 관한 문화사적 조명은 '메밀과 인간과의 관계'를 잘 보여준다. 과학의 발달로 새로운 문화가 창조되는 것을 메밀에서도 볼 수 있다.

2. 메밀은 어디에서 왔나요?

메밀의 역사

메밀이 우리의 손으로 재배, 이용되기까지 메밀은 어떤 역사를 간직하고 있었을까? 메밀의 고향은 어디일까?

메밀은 식물분류학적으로 대부분의 곡식과 달리 특이하게도 마디풀과(Polygonaceae)의 메밀속에 속하는 일년생 초본이다. 생약으로 쓰이는 하수오, 소리쟁이, 대황, 수영 등과 같은 과에 속해 있다. 현재 전 세계적으로 재배되고 있는 메밀의 종류는 크게 재배종과 야생종으로 구분된다.

재배종은 보통메밀(*Fagopyrum esculentum* Moench, 단메밀이라고도 한다)과 달단메밀(*Fagopyrum tataricum* Gaertn. 쓴메밀 또는 타타리메밀이라고도 한다) 등 두 종이 주류를 이룬다. 한반도에서는 그 중에서도 재배종인 보통메밀이 주로 많이 재배되어 왔다. 세계적으로도 곡류(cereals)가 경작되는 곳에서는 거의 모든 나라에서 보통메밀 또는 타타리메밀이 재배, 이용되어 왔다.

메밀의 주요 생산국은 중국, 러시아, 우크라이나, 카자흐스탄, 슬로베니아 등이다. 그 중에서도 동남아시아를 비롯한 아시아의 넓은 지역의 척박한 땅 또는 비교적 해발이 높은 산지에 적합한 작물로 재배되어 왔다. 애석하게도 근래에는 세계 여러

나라에서 메밀이 조나 그 밖의 다른 잡곡류로 대체되는 경향이 있다. 그것은 메밀이 수량성이 낮고 내상성耐霜性이 약한 등등의 취약성에 기인하는 것으로 생각된다. 그러나 타타리메밀은 세계 여러 지역에서 여전히 꾸준하게 생산, 이용되고 있다.

메밀은 야생종을 포함하여 20여 종이 확인되고 있고 종간의 유연관계도 속속 밝혀지고 있다. 얼마 전까지만 해도 재배 메밀의 발상지는 흑룡강 지역으로부터 바이칼호 부근이라고 알려져 왔으나, 최근의 연구결과는 티베트, 네팔로부터 중국의 운남성에 이르는 지역이 메밀의 유력한 발상지임을 나타내 주고 있다.

메밀의 도입 및 전파

메밀에 대한 오래된 기록은 5~6세기 중국의 농서였던 제민요술濟民要術에서 찾아볼 수 있다. 주로 메밀의 경작과 수확 시기에 대한 기록이 있는 것으로 알려졌다. 그 기록으로 미루어 보아 중국에서는 당나라 및 송나라 시대에 이미 메밀이 재배된 것으로 추측된다. 한반도에서는 고려 고종시대(1236~1251년)의 향약구급방鄕藥救急方에 기재된 것이 최초의 기록이다.

메밀이 우리나라에 전래된 것은 정확한 기록이 없어 설명하기 어려우나 일본 문헌의 기록과 당시 10~11세기경의 국제적인 교통수단을 감안할 때 중국에서 우리나라를 경유하여 일본으로 전파된 것이 확실시된다. 그러므로 그와 같은 경로를 추적하면 약 12~13세기 이전에 메밀이 우리나라에 도입되었을 것으로 추정된다.

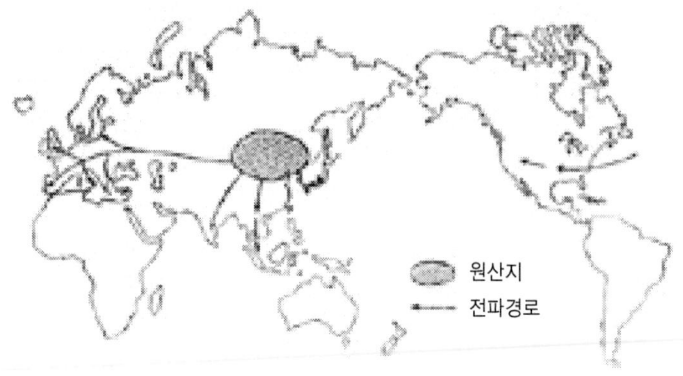

메밀의 원산지와 전파경로

메밀과 화전火田

근세 이후 메밀의 역사를 강원도지역의 사료에서 찾아보면 '화전火田'의 역사를 빼고 메밀을 설명하기가 어렵다는 것을 느낀다. 강원도에서의 메밀재배는 과거 화전에서 많이 이루어졌기 때문이다. 지금은 거의 사라졌지만 1970년대 중반까지 성행했던 화전은 우리 민족의 고충이 깃들이고 애환이 서린 곳이다. 국난을 피하기 위한 은거지로서, 일제의 수탈에 밀린 도피처로서 그리고 호구지책糊口之策의 수단으로서 수천 년 동안 산을 파헤쳐 경작을 했던 곳이 화전이다.

1973년 전국의 화전면적은 4만여 ha이었으며 화전가구수는 약 13만 5천호에 이르렀다. 1970년대 중반 산림황폐를 초래하는 화전의 폐해를 척결하려는 국가의 화전정리시책으로 말미암아 산지가 많은 강원도에서도 현재는 화전의 잔재를 찾아보기 쉽지 않다. 강원도의 화전에 대한 구체적 기록은 "대체로 북쪽은 회양에서 남쪽은 정선까지 모두 험한 산과 깊은 골짜기이며, 물은 모두 서쪽으로 흘러 한강으로 들어간다. 화전을 많이 경작하고 논은 매우 적다. 기후가 차고 땅이 메마르며……." 등의 내용이 기재된 이중환의 「택리지擇里志」 8도총론 강원도편에서 찾아볼 수 있다.

화전지대의 주요 농작물은 감자, 귀리, 보리, 조, 메밀, 옥수수, 콩 등이었으며 메밀은 당시 표고 600~800m에서도 반反당 0.5~0.8석石이 수확되어 옥수수 수량(1.1石)의 3분의 2에 해당하는 수확고를 올렸다. 원성지방에서 불리었던 화전민요 가운데 "밉쌀찹쌀 다 제쳐놓고 메물범벅하여 놓으면"이라고 하는 범벅타령이 있었던 것을 보더라도 다른 화전작물과 함께 메밀 또한 화전민에게 생계유지의 중요한 수단이었음을 쉽게 알 수 있다. 화전이 정리된 후 화전민은 새로운 터전에 이주하여 영농방법부터 식생활에 이르기까지 많은 변화를 가져왔다. 그 가운데서 메밀 또한 명맥을 끊이지 않고 화전민이 이주한 그 지방 특유의 식문화와 잘 접목되어 전통민속식품으로서 발전, 계승되어 오늘에 이르렀다고 볼 수 있다.

메밀의 재배와 이용

지금까지 우리나라에서 재배된 메밀은 주로 보통메밀(단메밀)로서 재래종 위주로 재배되던 것이 품종이 개발, 보급되면서 국립식량과학원에서 개발한 수원 1호, 수원 2호 등 육성 품종이 재배되고 있다. 그러나 육성 품종 종자의 보급 한계로 아직도 지역에 따라 재래종이 재배되는 곳이 많으며 일부 농가에서는 외국에서 들여온 타타리메밀(쓴메밀)이 재배되기도 하나 그 규모는 아직 매우 작다.

메밀은 전국에서 이용되고 있으나 가정에서는 물론 서울을 비롯한 대도시의 평양냉면집(함흥냉면은 메밀가루가 쓰이지 않고 주로 전분이 주재료이다)과 강원도 춘천의 막국수, 평창의 메밀음식, 양양의 메밀국수, 경기 여주 천서리의 막국수, 충남 공주의 메밀음식, 대전 구즉동의 묵마을 등의 메밀음식이 유명하다.

메밀의 이름

우리나라에서 재배되고 있는 메밀은 보통메밀이며, 학명은 *Fagopyrum esculentum*이고, 영명은 Buckwheat이다. 한자명은 교맥蕎麥이며, 일본명은 소바(そば) 라고 한다. 메밀은

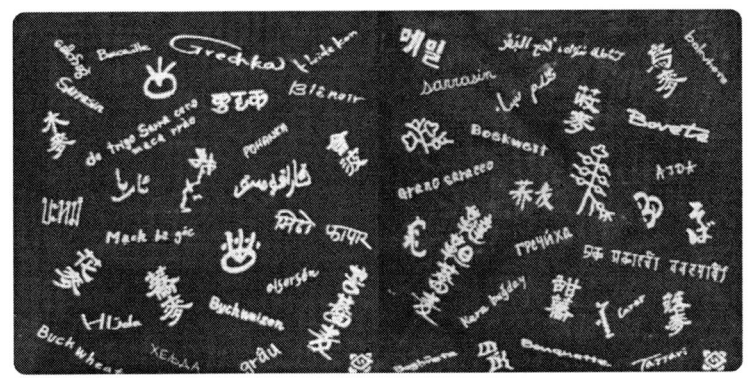

세계 각국의 메밀이름

민족에 따라 다양한 이름으로 불린다. 중국 운남성의 이족들은 메밀을 'er'라고 하였으며 단메밀은 'er chi', 쓴메밀은 'er ka'라고 하였다. 중국어로 단메밀은 'qi chi er luo', 쓴메밀은 'chi ruo er luo'라고 한다. 단메밀을 인도에서는 'ogal', 네팔에서는 'mite phapar', 부탄에서는 'jare', 러시아에서는 'grecicha kulturnaja', 폴란드에서는 'tatarka gryka' 또는 'poganka'라고 한다. 그리고 메밀을 프랑스어로는 'sarrasin, ble noir, renouee, bouquette', 이탈리아어로는 'fagopiro, grano, saraceno, sarasin, faggina', 독일어로는 'Buchweizen' 또는 'Heidekorn'으로 불린다.

메밀은 우리나라에서 지방에 따라서 '모밀', '메물', '멧물', '미물', '모물' 등으로도 불리며 '밀'자 때문에 밀가루

(소맥분)를 생산하는 '밀(wheat)'로 착각할 수도 있으나 밀은 화본과에 속하는 단자엽식물이고 '메밀(buckwheat)'은 마디풀과에 속하는 쌍자엽식물이므로 식물분류학적으로 큰 차이가 있다. 또한 농작물 분류에 있어서는 일반적으로 밀^{小麥}, 보리^{大麥}, 귀리^{燕麥} 등이 맥류에 포함되는데 비하여 메밀^{蕎麥}은 옥수수, 기장, 수수, 조 등과 함께 잡곡류에 포함된다. 메밀이란 한글 이름은 처음에 세모진 메밀 종실의 생김새로 보아 '모가 난 밀'이라는 의미에서 '모밀'로 불리다가 메밀로 음운이 변한 것이라는 설도 있으나 하나의 가설에 불과할 뿐 문헌상의 근거를 갖는 것은 아니다.

3. 메밀은 오방지영물五方之靈物

 선조들은 메밀을 한 몸에 다섯 가지의 색상을 지녔다고 하여 오행식물五行植物이라고 했다. 이것은 메밀이 묘하게도 푸른 잎靑葉, 붉은 줄기紅草, 흰 꽃白花, 검은 열매黑實, 노란 뿌리黃根 등 오색五色을 갖춘 식물임을 나타내는 말이다. 우리 선조들이 어떻게 식물이 한 몸에 다섯 가지 색을 고루 갖출 수 있을까 하는 신비감에서 영물靈物이란 생각을 하게 되었던 것 같다. 그런데 과학적으로도 메밀의 다섯 기관이 나름대로 인체에 유용한 성분을 가지고 있음이 밝혀졌기 때문에 영물이란 시각이 전혀 틀린 것은 아니라는 생각이 든다. 다섯 기관이 모두 상당량의 루틴을 함유하고 있는 공통점을 갖고 있다.
 메밀의 푸른 잎은 엽록소의 보고이다. 엽록소 때문에 잎이 우리 눈에 푸르게 보이는 것이다. 그런데 이 식물체의 잎에 주로 존재하는 엽록소가 인체에 좋은 영향을 미친다는 것이다. 그래서 독초를 빼고는 푸른 잎을 갖는 식물은 모두 보약이라고 말하는 사람도 있다.
 식물체에서 엽록소의 기본적인 역할은 광합성을 수행하는 것이다. 1818년 펠레티에르와 카벤토우(Pelletier and Caventou)에 의해서 클로로필(chlorophyll)로 명명된 식물의 녹색색소, 엽록소는 클로로필 a와 b 두 가지 색소로 이루어졌다.

  클로로필 a는 세균을 제외한 모든 광합성 생물에 존재하고 b는 고등식물 및 녹조류에서 발견된다. 두 가지 색소는 보통 3 : 1 또는 2 : 1의 비율로 존재하고 카로티노이드 등의 다른 식물색소와 함께 발견된다.

  지구상에 많은 생물이 살고 있지만 주로 식물이 광에너지를 화학에너지로 변화시킬 수 있는 엽록소를 가지고 있다. 외부적으로 식물은 두드러지게 다른 것에 작용하지는 않는다. 하지만 내부적으로 식물은 매우 활발하다. 그야말로 놀라울 정도로 복잡한 화학공장이라고 할 수 있다. 광합성에 의한 탄수화물의 생산 외에도 식물의 각종 대사산물이 인간의 생존에 긴요하게 쓰이는 식량과 약이 되어 주기 때문이다.

  엽록소는 이처럼 광합성에 필수적인 요소임과 동시에 그 자체가 갖는 생리활성 작용이 뛰어나 인체에 미치는 효과가 대단히 크다. 그것을 열거하면 다음과 같다.

① 세포를 싱싱하게 소생시키고 장기의 기능을 높여주며 조직의 저항력을 증대시켜 준다.

② 상처의 치료를 빠르게 하고 육아(肉芽)의 형성을 촉진하여 상처를 건조시킨다. 따라서 각종 피부질환, 궤양, 화상 등에 뛰어난 효과를 발휘한다. 또한 오염된 상처의 악취도 없애준다.

③ 엽록소는 적혈구의 혈색소와 아주 유사한 화학구조를 가지고 있으므로 조혈 소재가 되고 적혈구의 생산을 왕성하게 해준다. 사람의 눈

으로 볼 수 있는 빛의 파장의 범위는 대략 400~700㎚이다. 그리고 광합성에 이용되는 빛의 파장도 거의 같은 440~680㎚이다. 따라서 엽록소는 식물의 '녹색피綠血'라고 말할 수 있으며 인간의 혈색소와 그 구조가 흡사하다. 서로 차이가 나는 점은 엽록소가 마그네슘^{Mg} 이온을 중심으로 분자가 결합하는 반면 혈색소는 철^{Fe}이 각 분자와 결합하고 있는 점이다.
④ 심장을 강하게 하고 혈관의 탄력성을 높여 준다.
⑤ 체세포 및 조직의 활성을 높여주므로 자연적으로 체내의 병적 미생물의 활동을 약화시킨다.
⑥ 항알레르기 작용이 있다.

메밀 줄기의 붉은 색은 대부분 안토시아닌(antocyanin)이라고 하는 색소 성분이다. 안토시아닌은 적색, 청색, 자색, 흑청색을 나타내는 꽃, 잎, 줄기, 과실, 뿌리(순무) 등의 원인이 되는 색소이다. 이 색소는 일반적으로 배당체로 존재하며 20여 종이 있다. 안토시아닌 중에는 단당류나 2당류가 아글리콘의 한 곳에만 결합되는 단순구조가 있는가 하면 단당류와 2당류가 중복되거나 서로 다른 탄소에 결합되는 중간형이 있고 당류에 다시 유기산이 결합되어 있는 복합형이 존재한다.
　줄기의 안토시아닌 색소의 항암효과 등 인체에 대한 기능성이 보고된 바 있다. 또한 식물계에 있어서도 색소만이 아닌 메밀의 줄기추출물이 식물의 발아를 억제하는 활성을 가지므로 이러한 타감작용(allelopathy – 서로간에 상해적 효과를 나타내는 뜻임) 성질을 이용한 천연제초제 등 생물농약 개발의 가능성도 검토된 바 있다.

하얀 메밀꽃은 루틴과 같은 약리작용을 갖는 물질을 제공하는 점 말고도 관상적 가치가 사람에게 주는 정서적 안정감과 심미적 욕구 충족에 기여하는 점이 있기 때문에 가히 영물적 존재로 이해할 수 있을 것이다. 메밀꽃 한 송이만을 보면 꽃이 작아 볼품이 없지만 수많은 꽃이 한데 어우러져 연출하는 정겨운 풍경은 실제로 관광자원화 되고 있을 만큼 한여름의 아름다운 생태자원으로서 최고봉에 서 있다. 네팔에서는 연분홍빛 꽃을 피우는 종도 자생한다.

메밀의 검은 열매(씨앗)는 그 옛날 굶주린 배를 채워주는 생명줄이었고 지금도 사람들의 향수를 달래주는 고향의 맛으로 살아 있으니 영물이 아니고 무엇이겠는가. 각종 식품으로 입맛이 달라진 현대인들에게 어머니의 체취가 담긴 메밀부침 한 소댕은 세계 어디에 내놓아도 언제나 자랑스럽기만 한, 가장 한국적인 이미지와 맛이다. 우리에게 그런 식문화의 전통이 없다면 세계인 앞에서 문화민족으로서의 자존심을 어떻게 내세우겠는가. 그런 점에서도 검은 열매 역시 큰 힘을 갖고 있는 존재가 아닐 수 없다.

메밀의 노란 뿌리에 대한 연구는 뿌리에도 루틴이 들어 있다는 것 말고는 특별히 더 알려진 것이 아직은 없다. 그러나 요즘 환경농업이 강조되는 상황에서 메밀의 뿌리를 통한 강인한 흡비력이 관심거리가 되고 있다. 같은 곳에서 한 가지 작물을 계속해서 재배하다보면 지력이 금방 쇠퇴한다. 땅힘은 없는데 작물을 키워 소득을 올려야 하는 농민의 절박한 입장에서는 화학비료에 의존할 수밖에 없는 사정이 있다. 그런 관행이 되풀이되다 보면 그 땅에 심은 작물은 병도 잘 걸리고 영양실조에 걸려 제대로 소출을 내기가 어렵게 된다. 화학비료를 많이 쓴 땅에는 염류가 집적되어 식물생육에 장애가 되는 것이다.

그러므로 그런 곳에서는 염류를 제거하여 지력을 회복하는 땅힘 살리기가 시급한 과제이다. 그래서 메밀의 뿌리는 지상부와 함께 그런 염류를 잘 견디고 힘껏 빨아들여서 토양으로부터 유해한 염류를 제거하므로 메밀이 토양개량과 지력회복에 도움이 되는 것이다. 이런 목적으로 재배되는 작물을 가리켜 녹비작물이라고 한다.

선조들은 또 메밀을 일컬어 오방지영물五方之靈物이라고 했다. 메밀은 흉년이 들어 굶주림에 허덕일 때 생명을 살려주는 구황식품이고 오덕五德을 갖춘 식물이라 해서 오방지영물五方之靈物이라고 하였다. 김의숙 교수는 오덕을 첫째, 독특하고 시원한 맛, 둘째 성인병의 예방에 좋은 점, 셋째, 여인들의 미용식, 넷째, 마음이 건강해 지는 점, 다섯째, 값이 싼 점 등을 가리키는 것으로 해석하였다.

그리고 메밀에 관한 우리나라 민속 가운데 메밀짚을 태워 얻은 양잿물로 비누를 만들어 쓴 일이라든가 사람이 죽어 상여가 나갈 때 이웃집에서는 귀신을 물리치기 위해 메밀짚에 불을 붙여 연기를 피웠다는 이야기가 전해진다. 이와 같은 민속과 설화도 우리 민족의 정신 속에 '메밀이 지닌 효험', '영물로서의 메밀'에 대한 믿음이 자리잡고 있었음을 반증하는 것이 아닌가 생각된다.

4. 메밀의 생김새

종실

메밀 종실은 실질적으로 과실(acheme)이고, 종실의 과피는 종피, 배유, 배를 단단히 둘러싸고 있다. 종실의 과피는 성숙되면 반짝반짝 빛나는 흑갈색, 갈색 때로는 은회색이고 대체로 균일하기는 하지만 개중에는 숙도의 차이나 환경의 영향으로 불규칙한 종피색을 띠는 것들도 있다.

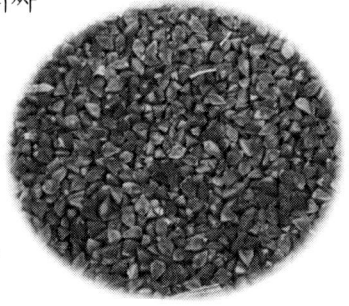
보통메밀 종자

뿌리

발아할 때 1본의 유근(幼根)이 발생한다. 주근은 지하 1~1.2m에 달하고 많은 측근을 분지한다. 반면에 근계는 비교적 좁고 얕게 형성된다. 색은 황색을 띤다.

줄기

줄기는 길이가 60~90㎝이고, 원통형이지만 한쪽이 오목하게 들어가 있으며 표면에 털이 약간 나 있다. 속은 비어 있어서 연약하며 비나 바람에 쓰러지기 쉽다. 원줄기에서 1~4본의 곁가지가 나뉘어진다. 어린줄기의 빛깔은 녹색~적색이지만 성숙하면 담갈색~적갈색으로 된다. 줄기의 마디는 탁엽초(ochrea)로 싸여 있다.

잎

초생엽과 하부의 1, 2엽은 대생^{對生}(마주나기)하지만 그 위의 잎은 호생^{互生}(어긋나기)한다. 엽병은 아래잎이 길며 위로 갈수록 점점 짧아지고 선단부의 잎은 엽병이 거의 없다. 자엽은 장란형 또는 신장형이며 본엽은 삼각형 또는 심장형이다. 잎은 녹색을 띠며 중맥 끝이 자색빛이 도는 종도 있다.

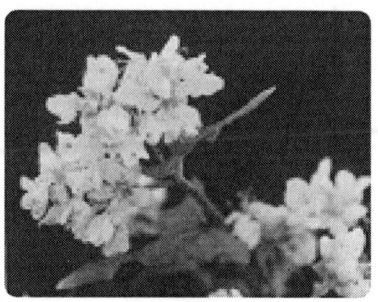

메밀꽃

꽃

줄기 끝이나 엽액에 착생한 꽃송이의 긴 화편에서 2~7개의 짧은 화병이 분기하여 꽃이 착생한다. 꽃은 지름이 6mm 내외이고 꽃잎이 없지만 꽃받침에 해당하는 흰

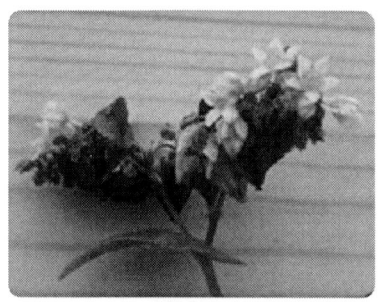

종실

색 또는 분홍색의 꽃덮개花被(perianth)가 5~6개나 되며 암술과 수술을 싸고 있다가 개화한다. 수술은 8개이고 세 개의 수술은 암술을 가까이 둘러싸고 바깥쪽을 향하며, 다른 다섯 개의 수술은 다섯 개의 탁엽과 엇갈려서 바깥쪽에 있으면서 안쪽을 향해 있다. 암술과 수술의 기부에는 8~9개의

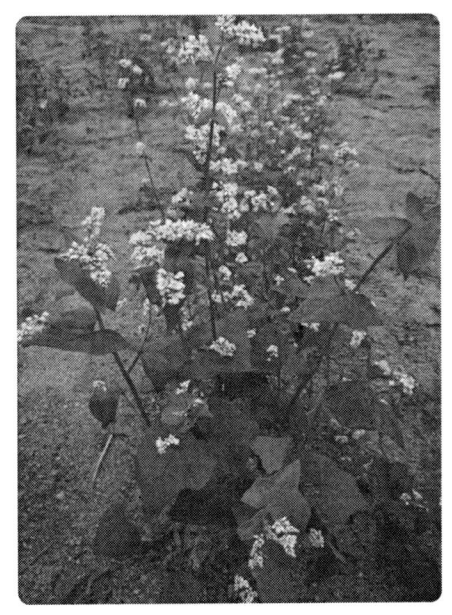

보통메밀 식물체

혹모양의 황색 밀선이 있어 꿀을 분비한다.

   메밀꽃에는 암술의 암술대가 수술보다 긴 장주화와 암술대가 수술보다 짧은 단주화가 있으며, 드물게는 양자의 길이가 비슷한 자웅예동장화(homostyled flower)도 있다. 동일품종이라 하더라도 장주화와 단주화 개체비율이 50 : 50으로 거의 반반씩 섞여 있으며 이를 이형예현상(heterostylism)이라 한다.

5. 메밀이 잘 자라는 환경

발아온도

메밀의 발아온도는 최저 0~4.8℃, 최적 25~31℃, 최고 37~44℃이다.

개화특성

메밀의 일반적인 개화순서는 한 송이에서 위로 올라가며 개화하고 꽃들은 다른 각도로 매달리어 각각의 꽃은 위아래로만 열리게 되며 암술은 보통 꽃이 열려 있고 시들지 않은 기간에만 꽃가루를 받을 수 있다. 한 포기의 개화기간은 20~30일로서 매우 길며 일반적으로 오전 7~8시, 늦을 경우에는 오전 11시부터 오후 7~8시에 개화하고, 수정되지 않은 꽃은 다음날 다시 개화한다.

기상생태형

메밀은 12시간 이하의 단일에서 개화가 촉진되고, 13시간 이상의 장일에서는 개화가 지연되며, 개화기에는 체내의 C-N율이 높아진다. 단일에 의하여 개화가 촉진되는 감광성과 고온에 의하여 개화가 촉진되는 감온성의 정도에는 품종에 따라서 차이가 있다. 메밀의 유전형들은 일장과 온도에 대한 개화 및 결실의 반응이 다르며 일반적으로 생태형의 분류는 봄부터 늦게 파종할수록 종실수량이 떨어지는 경향이 있는 것을 여름메밀, 반대로 봄부터 늦게 파종할수록 종실수량이 증가하는 경향이 있는 것을 가을메밀이라 하고 중간의 파종기에 가장 수량이 많은 것을 중간형 메밀이라고 한다.

메밀의 수정 및 결실

메밀은 충매에 의한 타화수정을 하는데, 동화 또는 동형화 사이의 수분(부적합수분^{不適合受粉})으로는 수정되지 않는다. 장주화×단주화, 단주화×장주화 사이의 적합수분^{適合受粉}은 수정율이 36~70%이고 장주화×장주화, 단주화×단주화 사이의 부적합수분은 수정율이 0~3%이다. 적합수분에서는 화분관 신장이 짧은 시간에 이루어져 화분관이 씨방에 도달하지만 부적합수분에서는 화분관이 씨방에 도달하지 못하고 대부분 신장이 정지되는데 그 원인은 꽃가루의 발아 및 신장력이 떨어지거나 억제물질이 존재하기 때문인 것으로 생각된다.

방사선 처리와 인공교배에 의한 돌연변이를 일으키거나 동주화를 갖는 야생종인 *Fagopyrum homotropicum*과 교잡하여 동주화를 갖음으로써 자가수정 되는 메밀계통도 메밀육종가들에 의해 육성되고 있다.

메밀의 생육환경

메밀은 비교적 습하고 서늘한 기후조건에서 잘 자라는 단기 생육성 작물이다. 파종 후 10~12주에 성숙하므로 무상^{無霜} 기간이 짧고 위도가 높은 지역에서도 재배가 가능하다. 생육기간 동안에 온도와 수분이 부족하거나 과다할 때에 메밀의 착립^{着粒}을 감소시키는 주요인이 되며 결과적으로 종실 수량을 감소시킨다.

메밀의 수분기간 동안에는 상대습도가 50~60% 이하로 내려가지 않도록 해주어야 수정율을 높일 수 있다. 일장이 12~15시간 조건에서 재배되는 것이 이상적이다. 고온건조에서는 수분흡수를 증가시키고 식물체의 수명을 단축시키며 수정, 착립이 잘되지 않으므로 메밀의 개화기간의 낮 기온이 17~19℃가 되도록 파종기를 조절해 주어야 한다. 발아에서 개화 최성기까지 약 70㎜의 강우량이 필요하고 만개기에서 성숙기까지 20㎜가 더 요구된다. 잦은 비와 무더운 기상조건이 겹치게 되면 메밀의 착립 및 종실의 발육이 좋지 않다. 한발이 계속되거나 고온일 때는 관수를 해주는 것이 바람직하다.

메밀은 산성토양에도 내성이 강하다. 사질이나 식양토와 같은 배수 양호한 토양에 가장 잘 적응한다. 대부분의 토양에서 인산 시용은 수량증대에 가장 크게 기여하고 칼리와 질소 비료의 시용도 종실 수량을 증가시킨다.

6. 메밀의 영양적 가치

메밀의 영양소

어떤 음식이나 약이 몸에 좋다고 하면 그 좋다고 하는 것은 대부분 원료가 되는 식물의 특성에 기인한다. 막국수나 메밀전병 등 메밀음식이 몸에 좋은 것도 원료인 메밀의 성분과 효능에 근거한 사실이다. 이전에 주곡主穀이 모자라 먹거리가 없을 때의 구황작물로 또는 기상재해 등으로 제 때 농사가 안되었을 때 대파작물로 메밀 만한 것이 없었다. 그때는 이렇다할 메밀의 기능성에 대해 아는 것이 없었어도 메밀이 당장 식량이 되어 준 것만으로도 감사해야 할 이유가 충분했던 시절이었다.

그런데 1인당 년간 쌀소비량이 몇 년 사이에 130kg에서 80kg도 채 안될 정도로 대폭 감소한 이른바 '포식시대'에 메밀의 가치는 더 이상 '구황救荒'에 있지 않다. 이제 메밀은 건강식품 또는 기능성 식품으로서, 그야말로 '몸에 좋은' 건강(wellbeing) 식물의 반열에 당당히 올라 있는 것이다.

메밀이 어째서 몸에 좋은지를 영양과 효능 두 측면에서 살펴보기로 한다. 우선 칼로리 면에서 메밀가루는 100g당 약 360Kcal로서 쌀밥(340Kcal)과 거의 같고 밀가루빵(260Kcal)보다는 높다. 그리고 영양 면에서 메밀의 종실은 좋은 영양소를 많이 가지고 있다. 메밀의 일반성분은 수분함량이 10~15%, 단백질 함량은 12%~14%이다. 조지방 함량은 2~3%로 수수보다는 적으나 밀, 보리와 비슷하고 쌀보다는 많은 편에 속한다. 탄수화물은 쌀, 밀, 보리보다 적은 60~70%, 섬유소 함량은 3~11%이다. 회분은 2~3.5%로 보리와 비슷한 수준이며 밀, 쌀, 현미, 옥수수보다 많이 함유되어 있다. 메밀은 단백질 함량이 높고 미네랄과 비타민 함량도 높아 영양균형이 좋은 식품이며 식물섬유는 9.5g/100g으로 백미의 8배, 밀가루의 2배 이상 함유되어 있다. 또한 메밀은 알곡 287Kcal, 가루 343Kcal, 삶은 면 132Kcal, 묵 58Kcal로서 저칼로리 다이어트 식품으로 알려져 있다.

메밀의 종실은 열량가가 높고 각종 수용성 단백질을 비롯하여 티아민(thiamine)을 함유하여 영양생화학적 가치가 높다. 메밀은 탈지 우유분말의 92.3%, 계란분말의 81.4%에 해당하는 높은 단백가를 가지고 있으므로 식물계에서 가장 양질의 생물학적 가치를 갖는다. 그러므로 유럽에서는 메밀가루가 이유식으로서도 호평을 받고 있다.

메밀의 추정된 단백질 효율은 1.8이며 이는 일반옥수수 1.2, 성분이 개선된 오페크-2 옥수수 2.3, 쌀 1.7, 밀 1.6, 밀의 배 2.5와 비교된다. 메밀 종실의 아미노산 분포는 화곡류와 다른 양상을 보이며 그 조성도 영양학적으로 우수한 것으로 평가된다. 즉, 메밀의 아미노산은 다른 곡류에 비해서 라이신(lysine) 함량이 월등히 많다. 라이신은 우리 몸에서 만들지 못하는 아미노산이므로 식품을 통해 섭취해야 하는데 메밀에 이러한 라이신이 많이 들어 있는 것이다. 알지닌(arginine)과 아스파틴산(aspartic acid)의 함량도 높으며 반면에 글루타민산 (glutamic acid)과 프롤린(proline)의 함량은 다른 곡물에 비하여 낮은 편이다.

메밀가루 중 회분, 단백질, 지방 함량은 외층분=통합분〉중층분〉내층분순이며, 칼륨과 마그네슘 함량은 밀가루에 비하여 메밀이 높은 수준이었다. 플라보노이드(flavonoids)의 함량은 외층분〉통합분=중층분〉내층분 순이다.

미네랄과 비타민

Ikeda교수에 의하면 메밀에는 아연^{Zn}, 망간^{Mn}, 마그네슘^{Mg}, 인^P, 구리^{Cu}와 같은 무기질이 풍부하며 헤모글로빈의 주성분인 철분^{Fe}과 골다공증과 혈압조절에 필수불가결한 칼슘^{Ca} 및 최근 노화방지와 항암효과로 관심을 끌고 있는 셀레늄^{Se}도 일정량 함유되어 있다고 한다. 메밀 종실의 칼슘은 쌀의 2배정도 된다. 종실의 무기질 함량은 품종, 재배양식, 질소시비 수준 등에 의해서 영향을 받아 차이를 나타내는데 아연과 망간은 품종간 변이가 크며 구리는 비교적 안정적인 분포를 나타내는 것으로 조사되었다.

메밀에는 비타민 B_1, B_2, E, D 등을 함유하며 비타민 B_1과

곡물의 성분 비교(100g 가식부위당)

	현미	피	기장	조(租)	보리	밀	옥수수	*메밀
열량(kcal)	362	350	357	355	322	355	336	287
수분(%)	11.0	9.2	12.6	10.6	13.8	11.8	13.1	6.9
단백질(g)	7.2	10.4	11.1	10.1	10.6	12.0	9.6	12.1
지방(g)	2.5	3.6	1.4	3.0	1.8	2.9	3.8	2.3
당질(g)	76.8	68.7	73.0	72.0	68.2	69.0	69.1	66.6
섬유소(g)	1.3	6.2	0.5	2.5	2.9	2.5	2.9	9.5
회분(g)	1.2	1.9	1.4	1.8	2.7	1.8	1.5	2.6
칼슘(mg)	41	49	14	51	43	71	25	17
인(mg)	284	330	129	410	360	390	345	121
철분(mg)	2.1	5.1	2.1	2.8	5.4	3.2	2.1	2.4
비타민 A(I.U.)	0	0	0	0	0	0	472	0
치아민(mg)	0.30	0.26	0.12	0.48	0.31	0.34	0.33	0.20
리보플라빈(mg)	0.10	0.10	0.04	0.15	0.10	0.11	0.11	0.10
니아신(mg)	5.1	4.0	2.0	1.5	5.5	5.0	1.4	2.9
아스코르브산(mg)	0	0	0	0	0	0	0	0

출처 : *메밀 - 강원대 출판부 "메밀"(박철호·최용순, 2004)
   곡물 - 고려대 출판부 "한국식품학입문"(이철호·권태완, 2004)

B_2는 쌀에 비해 3배정도 더 많은 양이 메밀 종실에 함유되어 있으며 중추신경과 혈중지방에 깊은 관계가 있는 나이아신도 들어있다. 그 밖에 피틴산(phytic acid) 함량은 7.0~13.6mg/g 수준이었으며, 아스코빈산(ascorbic acid)의 평균 함량은 5.4mg%이었다. 토코페롤(tocopherol)의 평균 함량은 6.84mg%이었으며, 이중 감마(γ)-형 (6.16mg/100g)이 주요한 동족체로 존재한 반면, 베타(β)-형은 없거나 매우 낮았다.

 메밀의 효능 면에서는 모세혈관 강화작용을 하는 루틴의 역할이 강조돼 왔다. 루틴(rutin)은 비타민 P라고도 불리우며 혈관의 투과성 및 신축성에 영향을 주어 혈압강하 효과가 있다. 메밀종자의 루틴 함량은 대체로 17mg/100g내외이다. 메밀은 발아 초기 루틴함량이 31.5mg/100g이었던 것이 초기에는 약간 감소 하다가 발아 4일 째부터 급격히 증가하여 발아 1주일 후에는 처음의 루틴 함량의 50배 가까이 증가한다.

  메밀을 재배할 때 본엽이 나기 시작하여 잎의 양이 증가할수록 루틴의 양이 증가하다가 개화기 이후 감소하였다. 또한 메밀종자의 껍질에도 루틴이 47.8mg/100g 함유되어 있으며 꽃에는 377mg/100g로 메밀의 기관 가운데 가장 많은 루틴을 함유한다. 메밀에는 루틴 이외에도 10여 가지의 플라보노이드 유도체가 함유되어 있어서 이 성분들은 메밀이 동맥경화의 예방 및 치료, 고혈압, 고지혈증 등에 사용되고 있는 근거를 제공한다.

  메밀 종실을 파종하여 20~25일 키운 메밀채소는 가식부 건물 100g중에 단백질 2.2g, 지방 0.2g, 당질 2.7g, 섬유소 0.9g, 회분 1.1g, 칼슘 44mg, 인 32mg, 철 0.4mg, 비타민 A 543IU, 비타민 B1 0.04mg, 비타민 B2 0.03mg, 나이아신 0.7mg, 비타민 C 6mg이 함유되어 있다. 이러한 메밀나물은 소화가 잘 되고 맛이 있으며 영양소가 풍부하여 옛날부터 밭에 메밀을 파종한 후 배게 자란 어린싹을 솎아서 종종 식탁에 나물반찬으로 올렸다.

7. 메밀이 함유한 '루틴'

루틴이란?

메밀의 종실과 전초(잎, 줄기, 꽃, 뿌리)에는 플라보날 글리코사이드(flavonal glycoside) 화합물인 루틴이 함유되어 있다. 루틴($C_{27}H_{20}O_{16}$)은 비타민 P복합체로서 정확한 화합물명은 2-페닐(phenyl)-3,5,7,3',4'-펜타하이드록시 벤조피론(pentahydroxy benzopyrone) 이다. 이 플라보노이드 화합물은 황색 또는 담황색의 폴리페놀(polyphenol) 화합물로서 퀘르세틴(quercetin : 5,7,3' 4'-테트라하이드록시 플라본(tetrahydroxy flavone)에 루티노사이드(rutinoside)가 결합된 물질이다. 루틴은 수용성이나 알콜, 아세톤, 알칼리 용액에 잘 녹고 클로포름, 에테르 등에는 용해되지 않는 특징이 있다.

루틴이 최초로 분리된 식물은 메밀이지만 메밀 이외에 루틴을 다량 함유하는 식물은 회화나무, 태산목, 팬지, 마로니에 꽃, 담배, 플라타너스 잎, 대황, 차나무 잎, 감나무 잎, 강낭콩 잎 등이다.

루틴은 혈관의 지나친 투과성을 억제시켜 주는 작용을 가지며 모세혈관의 벽을 튼튼하게 해주므로 비정상적인 투과성으로 인하여 발생하는 모세혈관의 치료제로 사용된다. 즉, 루틴은 혈압을 떨어뜨려 고혈압의 예방 및 치료에 효능을 나타내며 혈압강하제와 같은 제약 원료로 이용된다. 우리 몸에 염분 스트레스가 가해지면 안지오텐신-2가 분비돼 혈압이 상승하는데 루틴이 이 안지오텐신-2의 생산을 저해한다. 루틴은 또한 인슐린 생산공장인 췌장의 활동을 돕고 인슐린을 촉진시킨다. 루틴은 또 비타민 C와 함께 섭취하면 콜라겐 생성이 되는 시너지효과도 크다. 따라서 오렌지, 브로콜리 등의 식품과 메밀을 곁들여 먹으면 매우 효과적이다.

루틴이 든 사료로 키운 쥐는 동맥경화가 확실히 천천히 진행되었다.

재배환경과 루틴함량

메밀 식물체의 부위별 루틴 함량은 생육시기에 따라서 변하며 탄산가스의 농도, 온도, 각종 광선의 파장, 토양비옥도 등의 환경조건이 메밀의 플라보놀(flavonol) 형성에 영향을 미친다. 박상언 교수의 2011년 실험결과에 의하면 보통메밀의 경우 기관별 루틴함량은 꽃 65mg/g, 잎 55mg/g, 종자 11mg/g, 줄기 3mg/g, 뿌리 0.06mg/g 순이었다. 루틴의 생합성은 광합성에 의하여 영향을 받는다. 즉, 총건물중에서 잎과 꽃이 차지하는 비율은 약 45~75%에 해당하나 루틴은 잎과 꽃에 전체의 80~90%가 함유되어 있다. 그러므로 광합성은 건물생산의 직접적인 제한요인일 뿐만 아니라 루틴의 생합성에도 영향을 미치는 것으로 볼 수 있다. 노지(露地)의 메밀밭에서 자란 메밀이 온실에서 자란 메밀보다 대체로 더 많은 루틴을 함유하고 있는 것은 바로 환경요인의 영향 즉, 광량과 특정 파장의 차단에 따른 결과로 해석된다.

이와 같이 루틴은 메밀 식물체의 부위와 생장시기 및 생육환경에 따라 함량에 차이를 나타낸다. 메밀이 개화하기 전에는 잎>잎자루>줄기>뿌리의 순서로 루틴 함량이 높으며 개화시에는 전체의 68%가 꽃에 존재하여 꽃의 루틴 함량이 가장 높게 나타난다. 생육기간 중의 루틴 함량의 경시적(經時的)인 변화는 생육초기부터 개화기까지는 계속 루틴 함량이 증가하다가 개화 후에는 일시적으로 감소되었다가 다시 증가하며 결실기에는 감소하는 양상을 나타낸다.

Marshall과 Pomeranz에 의하면 메밀의 어린 식물체는 줄기에 대한 잎의 비율이 커서 성숙한 식물에 비하여 단위 중량당 루틴 함량이 높으며 파종 후 35~45일경에 최대 함량을 보이고 그 후에는 감소하므로 루틴 생산을 위해서는 이 기간 내에 수확하는 것이 좋다고 하였다. 이 기간은 개화최성기에 해당하므로 종실을 목적으로 하지 않고 전초를 수확하여 기능성 식품 또는 약품으로 이용할 목적이라면 개화초기부터 전초를 예취하는 것이 루틴 생산에 가장 유리하다고 판단된다.

메밀 종실의 겉껍질(과피)과 겉껍질을 벗겨낸 메밀쌀의 루틴 함량을 비교하면 과피가 메밀쌀보다 더 많은 루틴을 함유한다. 그것은 루틴이 자외선의 해로부터 식물체의 몸을 보호하기 위한 성분이기 때문에 태양광에 쪼이는 껍질에 가까운 부분에 많이 함유되어 있는 것이다. 메밀가루에 루틴이 가장 많이 함유된 부분은 종피부분까지 빻은 3번분(표층분)이고 중심부의 배아가 주체인 1번분(내층분)이 가장 적다. 이러한 가루를 골라내지 않고 메밀 열매를 통째로 빻은 '전층분'의 가루에도 루틴이 상당량 포함되어 있다.

과피를 제외한 메밀쌀의 루틴 함량을 재배시기별로 비교하면 봄에 재배한 메밀쌀의 루틴 함량이 24.8mg/100g으로 가을에 재배한 메밀쌀보다 2.8배 더 높았다. 루틴 함량은 메밀의 종 및 게놈에 따라서도 차이가 있는데 우리나라에서 재배되는 보통메밀인 단메밀보다는 쓴메밀로 알려진 달단메밀(타타리메밀)이, 2배체 메밀보다는 4배체 메밀이 루틴 함량이 더 많았다.

메밀 종실 및 식물체에서 루틴의 생성 및 축적은 재배조건(파종량 등)과 재배환경(온도, 광 등 기상환경 및 토질, 시비 등 토양 환경)에 따라서도 차이가 난다. 메밀 파종량이 ha당 20kg일 경우는 이보다 많은 양을 파종한 경우에 비하여 잎의 루틴 함량이 감소되었으며 질소 시비에 있어서는 ha당 60~90kg가량의 많은 양을 시비할 경우에 건물량은 증가되나 잎의 루틴은 오히려 감소되는 경향을 나타내는 것으로 조사되었다.

그 밖에 건조방법도 메밀 식물체의 루틴 함량에 영향을 미치는데 비교적 저온에서 장시간 건조할 때 루틴의 손실이 크며 비교적 고온에서 단시간 건조하면 손실이 적다. 완전히 건조된 식물체는 6개월 이상 저장하여도 루틴 함량에는 변화가 없다. 그런데 100℃ 이상의 고온에서 식물체를 건조하면 퀘르세틴(quercetin)이 디글리코시데이션(deglycosidation)된다. 2~8℃에 저장하면 루틴 함량에 변화가 없고 -36℃에서는 1주일 저장에도 루틴이 감소된다고 하는 연구결과가 있다. 결과적으로 지나친 고온과 저온은 루틴 성분을 변화시킨다고 볼 수 있다. 막국수를 삶을 때 5분만 가열하여도 국수의 루틴 성분이 약 30% 감소한다. 그래도 상당량의 루틴이 국수 삶은 물에 존재하니 막국수를 먹을 때 뜨거운 국수 삶은 물을 마시면 루틴 섭취량을 늘리게 되는 셈이다.

8. 메밀의 효능과 작용

메밀로 살도 빼고 성인병을 이긴다

무엇보다도 중요한 메밀의 식품적 특성은 '건강식품'에 있다. 메밀의 기능성 및 약리적 효능에 관한 국내·외로부터 연구보고가 다수 있다. 권태봉 교수는 고혈압쥐와 정상인, 고혈압자, 저혈압자를 대상으로 발아한 메밀 중 루틴 함량이 높고 유효성분을 가장 적절히 함유하고 있는 시료로부터 메밀추출물(엑스)을 제조하여 동물실험 및 임상실험을 수행한 결과 고혈압쥐에 있어서 메밀 섭취군 및 메밀추출물섭취군이 통계적으로 유의하게 혈압의 감소가 있었음을 보고하였다. 즉, 고혈압에 걸린 환자 60명에게 6주간 메밀추출액을 1일 2회 섭취하게 하여 평균 수축기 혈압은 20mgHg, 혈당치는 40~50mg/g 떨어진 사실을 확인할 수 있었다. 또 루틴에는 비타민 C와 동시에 섭취하면 모세혈관의 강화작용이 한층 강해지는 성질이 있다. 따라서 메밀국수를 먹을 때는 비타민 C가 풍부한 채소와 과일을 함께 곁들이는 것이 비타민 C 자체의 영양소 섭취뿐만 아니라 루틴의 효율적인 활용성을 높이는 효과도 기대된다.

메밀은 소화성이 감자나 쌀 등 다른 작물의 전분질과 비교하여 서서히 진행되므로 당뇨병, 고지혈증 등을 조절하는 탄수화물 특성을 나타낸다. 또한 메밀을 날 메밀, 찐 메밀, 볶은 메밀로 구분하여 동물실험 및 정상인 19명에게 임상실험한 결과 동물실험에서 당뇨 대조군에 비하여 메밀 식이 섭취군이 혈당의 저하가 가장 컸다. 즉, 정상 성인에게 혈당반응 조사를 한 결과 메밀의 투여가 혈당반응이 가장 낮았고 인슐린 반응 또한 가장 낮았으므로 메밀이 당뇨식 및 고지혈증 환자식으로 적합한 것으로 나타났다. 또한 발아 메밀추출물(엑스)을 고혈압쥐와 사람을 대상으로 4주간 투여하였을 때 동물과 사람에게 다같이 혈당의 감소가 있었다.

중국에서도 하얼빈의대 장 홍웨이 교수가 내몽고 주민 1천명을 조사한 결과 메밀을 주식으로 하는 사람들은 혈당치가 1ℓ 당 3.9mmmol로 메밀을 먹지 않는 사람들의 4.56mmmol보다 현저히 낮은 것을 보고하였다. 장교수는 또 다른 조사에서 메밀을 먹는 지역 주민은 고혈당과 당뇨병 발생비율이 각각 1.6%와 1.88%인데 비하여 메밀을 먹지 않는 지역의 주민은 각각 7.33%와 3.84%로 높게 나타났음을 보고하였다. 또한 동물실험에서 쥐들에게 15일 동안 메밀식품을 먹인 결과 혈당치가 1ℓ 당 9.41mmmol에서 7.57mmmol로 감소하였다고 하였다.

한국식품개발연구원 김윤숙 박사팀은 2002년 85종의 식품소재 농산물 및 생약재의 추출물로 당뇨합병증 예방효과를 연구한 결과 메밀추출물이 당뇨합병증 예방에 탁월한 효과가 있다고 보고하였다.

당뇨에 걸리면 생체내 단백질의 당화^{糖化}(glycation)로 합병증을 일으키는데 메밀추출물은 이 당화를 억제하는 능력이 화학물질 치료제인 아미노구아니딘(aminoguanidine)보다 2배 이상 뛰어난 것을 밝혔다. 망막증, 신경증, 백내장, 신장병 등 합병증에 화학물질 치료제인 아미노구아니딘을 오래 투여하면 독성문제가 생길 수 있는데 메밀추출물을 약으로 이용할 경우 부작용을 줄이는 데 크게 도움이 될 것이다.

또한 메밀은 콜레스테롤을 낮춰 준다. 메밀국수 제조시에 메밀분을 30% 혼합하는 것은 소화율, 성장률에 별 차이가 없으며 혈청과 간장의 중성지질을 완만하게 감소시키는 효과가 있었다. 메밀채소 및 루틴의 경구 투여는 혈청 콜레스테롤 농도를 감소시키는 경향을 보이며, 메밀채소는 부가적으로 간장 콜레스테롤 농도를 감소시켰다. 인제대 김정인 교수는 정상적인 쥐가 메밀을 섭취했을 때는 내당능을 개선시켰으며 당뇨쥐에서는 공복시 혈당치와 혈장 중성지방치를 감소시켰고 제2형 당뇨병 환자가 메밀밥을 2주간 섭취한 경우 혈액 총 당화헤모글로빈과 총콜레스테롤 수준이 감소하였음을 보고하였다.

도야마의약과대학의 요꼬자와 다까꼬(Yokozawa Takako) 교수는 메밀을 껍질 째 갈아 농축시킨 액에서 추출해 낸 '카테킨 및 에피카테킨 다중체'라는 천연물질을 200mg/kg 투여한 결과 독성물질 발생을 억제시키는 SOD효소가 현저하게 증가하였으며 신장 상피세포에 이 물질을 주입한 결과 독성을 나타내는 지표인 LDH효소량이 현저하게 감소하였음을 보고하였다. '카테킨 및 에피카테킨 다중체'라는 천연물질이 식물에서는 메밀에서 처음 발견되었으며 녹차에 많이 함유되어 항암작용을 하는 카테킨류가 최대 7개까지 중첩돼 있어 항암 및 항산화작용에 있어 훨씬 더 강력한 효능을 발휘한다는 사실을 구명함으로써 기존에 밝혀진 혈압강하, 당뇨식이, 콜레스테롤 감소, 비만해소 등 메밀의 생리활성 작용 이외에 메밀이 신부전증, 신장염 등 신장관련 질환 개선에도 기여할 수 있는 기능성 식물이라는 사실을 새롭게 밝혀냈다.

권태봉 교수는 종자를 1주일 발아시킨 메밀싹을 사료에 섞어 돼지에게 6주간 섭취시킨 결과 피하지방의 두께와 체중이 30% 가량 줄었음을 보고하여 메밀이 비교적 높은 칼로리이면서도 다이어트 효과가 좋은 식품임을 확인해 주었고 이렇게 메밀이 다이어트 효과가 좋은 것은 메밀에 들어 있는 각종 효소와 섬유소 때문이라고 하였다. 즉, 지방흡수작용을 하는 리파제와 단백질 흡수를 돕는 트립신의 작용을 방해하는 효소와 섬유소가 많아 비만을 예방해 준다는 것이다. 메밀에는 감자보다 4배나 높은 식이섬유를 함유하는데 메밀에 풍부한 식이섬유는 당의 흡수를 서서히 일어나도록 도와주고 혈당이 급격히 증가하거나 떨어지는 증상을 조절해 준다. 메밀은 혈당지수를 감자보다 2배나 낮춰 준다.

그리고 함승시 교수는 메밀추출물을 사용하여 메밀에 돌연변이 물질의 활성을 억제하는 항돌연변이성(항암)이 있음을 보고하였으며 메밀은 또 췌장기능을 활성화하는 작용이 있다는 보고도 있다.

박철호 교수와 김동욱 교수는 메밀싹의 메탄올추출물과 열수추출물이 평활근세포의 증가로 인한 MMPs(matrix metalloproteinase) 효소의 생성을 억제하여 평활근세포가 혈관내피세포층에 축적되는 것을 막음으로써 항동맥경화작용을 나타내는 것으로 보고하였다. 즉, 메밀싹추출물과 루틴은 이와 같은 효과를 통해 동맥에서 혈관의 관상이 좁아지는 것을 완화시킴으로써 동맥경화의 예방과 경감에 도움을 주게 된다.

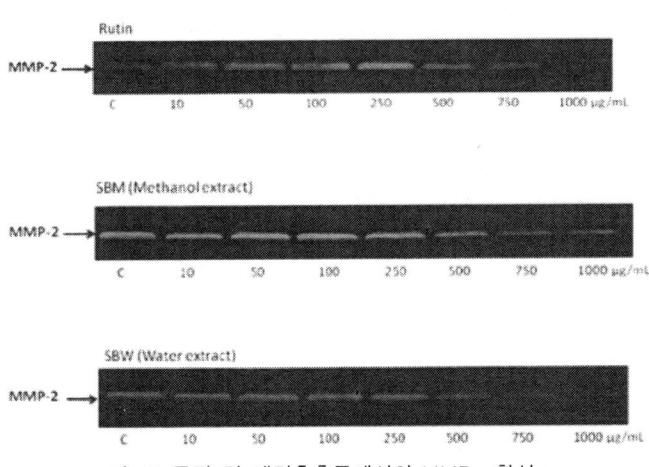

고농도 루틴 및 메밀추출물에서의 MMPs 활성 :
루틴(위), 메탄올추출물(가운데), 열수추출물(아래)
(밴드의 감소가 MMPs효소의 활성 발현을 억제하는 것을 나타냄)

허준의 동의보감에도 메밀은 약성이 강하여 전통적으로 내과적 치료용으로 홍역, 궤양성 위장병, 여성혈대하증, 폐각혈, 흉통, 조산방지, 산후출혈, 장출혈 및 혈변 간염, 황달, 백일해 등에 쓰이고 외과적으로는 타박상, 악성종기, 심한 하복부 부기치료 등에 쓰이는 것으로 알려졌다.

본초강목^{本草綱目}에도 메밀은 위^{胃}를 실하게 하고 기운을 돋우며 정신을 맑게 하고 오장^{五臟}의 찌꺼기를 훑는다고 기록되어 있다.

근래에 한의사인 신광호 박사가 메밀을 이용한 건식팩을 만들어 제품을 출시하였는데 미백효과가 뛰어난 것으로 알려지고 있다. 메밀의 루틴에는 또 항히스티민 작용이 있어 가려움증을 완화시켜 주기도 하므로 아토피성 피부염에 쓰일 수 있을 것으로 전망된다.

또한 일본의 여러 지방에 전래되어 온 민속요법 가운데 메밀의 인체생리작용을 소개하면 다음과 같다.

① 잇몸에서 피가 날 때에는 소바분^{粉}을 날 것으로 반죽하여 붙인다. 이것을 붙이면 치아가 검게 되므로 "소바금^{金} 붙인다"라는 속담도 있다.
② 귀울림이 있을 때 생^{生}소바를 잘라 대궁이를 귀에 꽂는다.
③ 동상^{凍傷}에 걸리면 소바분^{粉}을 태워 연기를 쏘이면 좋다.
④ 화상^{火傷}에는 소바분^{粉}을 노랗게 볶아서 상처에 붙인다.
⑤ 혹이 났을 경우에는 진흙에 소바분^{粉}을 섞어 개어서 붙인다.
⑥ 대나무에 찔렸을 때는 소바분^{粉}을 붙인다.
⑦ 각기^{脚氣}에 소바분^{粉}을 먹으면 좋다.

⑧ 설사下痢를 멎게 하려면 소바분粉을 먹는다.
⑨ 당뇨병에는 소바분粉을 먹는다.
⑩ 고혈압에는 소바 또는 소바분粉을 먹으면 혈압이 내려간다.
⑪ 소바껍질을 넣은 베개를 베고 자면 혈압이 내려간다.
⑫ 소바는 중풍中風에 좋다. 꽃이 피기 전 소바 잎을 잘라 명아주 잎과 같이 삶아 나물을 만들어 먹으면 중풍을 막을 수 있다.

또한 Tomotake 등은 메밀단백질이 담즙의 생산을 촉진하고 대변을 통한 중성스테롤과 산성스테롤의 배설을 증가시켜 담석증을 예방하는 효과가 있다고 하였다. 메밀에는 식물성스테롤이 0.2% 함유되어 있는데 이 식물성스테롤은 소장에서 콜레스테롤이 흡수되는 것을 저해하고 혈장콜레스테롤을 저하시킨다. 중국에서도 He 등이 하루 100g의 메밀을 섭취하는 경우 LDL-콜레스테롤은 저하하고 HDL콜레스테롤은 증가하여 당뇨환자에게 혈당조절효과가 있음을 알았다. 최근에는 메밀에서 fagopyritois라는 물질이 발견되었는데 이 물질은 제2형 당뇨병의 치료에 효과가 있는 것으로 추정되어 물질 정제 등 추가적인 연구가 진행되고 있다. 메밀의 루틴은 모세혈관과 동맥을 강하고 유연하게 하는 것 이외에도 비타민 C의 산화를 억제하여 혈관내벽의 손상을 억제한다. 30g의 메밀을 매일 섭취하면 혈압강하효과를 볼 수 있다. 또한 메밀단백질의 섭취가 실험동물의 체지방양을 감소시켰다는 연구결과도 있다.

9. 메밀에는 어떤 부작용이 있나?

메밀 알레르기

메밀 알레르기는 1909년 최초로 과학적 저널에 보고되었다. 최초로 과학적 연구를 시도한 학자, Smith는 메밀알레르기가 천식, 비염, 두드러기, 혈관부종 등 성인에게 끼치는 증상을 보고한 바 있다. 일본에서는 60년대부터 지금까지 메밀 알레르기에 대한 많은 연구활동이 이루어지고 있다. 초기의 연구로 일본학자 나카무라는 메밀알레르기에 대한 몇 가지 경우를 발견했으며, 마츠무라는 메밀왕겨가 포함된 베개를 사용한 뒤 알레르기원의 노출로 인한 천식 등 알레르기반응이 나타남을 밝혀냈다.

메밀알레르기의 병리적 기작(pathomechanism)은 면역학적 과민반응으로 IgE 매개과민반응으로 이루어진다. 메밀알레르기반응은 다른 음식물알레르기반응과 동일한데 항원이 될 수 있는 어떤 음식물이 체내로 들어오면 이 음식물에 대한 특이 항체가 생산되고 체내에 퍼져서 과민상태가 된다. 일정기간이 지난 후 다시 똑같은 음식물을 섭취할 때 이미 생산된 특이항체와 음식물내의 항원이 반응하여 알레르기증상을 나타내게 된다. 즉, 메밀을 이용한 음식물을 섭취한 후에 나타나는 알레르기반응은 음식물의 위생상태와는 아무런 관련이 없으며, 알레르기체질을 가진 사람에서만 과민반응을 일으키는 것이고 집단적으로 반응을 일으키지는 않는다. 또한 메밀알레르기에 대한 반응수준은 개개인마다 다른데 소량의 메밀가루를 섭취한 후에도 알레르기반응을 나타내는 경우가 있다.

메밀의 많은 알레르기원들이 확인되고 있으며 메밀알레르기원들은 열안정성이 뛰어나 요리 시 가열 후에도 남아 있다. 일본의 연구에서 100%환자의 혈청으로부터 IgE항체로 결합하는 24-kDa의 단백질인 BW24KD이 알레르기원의 주성분임을 보고한 바 있다. 최근 한국에서도 이 단백질이 보통메밀에서 주요한 알레르기원임을 검증하고 다른 메밀알레르기원(19, 16, 그리고 9kDa) 역시 중요한 알레르기원이 될 수 있음을 시사했다. 또한 타타리메밀에서도 24-kDa의 단백질이 확인되었으나 이것이 BW24KD 와 동일한지 여부는 확실하지 않다.

메밀의 알레르기반응에는 섭취로 인한 반응뿐만 아니라 메밀의 왕겨를 이용한 베개로 인해 천식이 유발된 사례도 있다. 과거에 한국과 일본에서는 이러한 베개를 사용했으며 최근 북미와 유럽에서도 이러한 메밀껍질을 속으로 이용하는 베개가 더 편하고 건강에 좋다고 하여 TV 및 시장에서 건강상품으로서 마케팅하는 것을 볼 수 있다.

그러나 한국과 일본 등을 제외한 많은 나라들에서는 메밀알레르기에 관한 정보가 미흡한 것이 사실이다. 1990년대에 일본에서는 약 92,680명의 초·중·고 학생들을 대상으로 조사한 결과, 남자의 경우 140명, 여학생의 경우 54명, 즉 0.22%의 학생들이 메밀알레르기를 갖고 있는 것을 나타났다. 가장 흔한 알레르기반응으로는 두드러기(37.3%), 천식으로 인한 숨헐떡임(26.5%) 그리고 아나필락시스쇼크(3.9%)로 나타났다.

미국에서도 여성이 메밀을 얇게 펴서 만든 팬케이크를 섭취한 후 아나필락시스로 고통받은 사례가 있으며, 스웨덴에서는 메밀식품가공 공장에서 일하는 노동자의 46%가 천식, 비염, 발진 등의 증상을 보였으며 그 중 28%는 과민반응을 보였다. 의학계에서는 메밀알레르기가 일반적이지는 않지만 천식 및 아나필라시스쇼크를 가져올 수 있는 심각한 알레르기반응을 유발할 수 있다고 보고하였다.

메밀과 알레르기반응 관계에 대한 보다 많은 연구를 통하여 메밀에 과민반응을 보이는 체질을 갖는 사람들에게 올바른 지식을 전달하도록 해야 한다. 또한 메밀이 산업에 이용되는 경우에는 이러한 메밀알레르기원의 노출 가능성 등을 고려하여 메밀의 탈곡, 저장 및 정제과정의 통제를 통해 알레르기반응을 일으키는 알레르기원의 노출을 최소화하기 위한 노력이 필요하다고 생각된다.

10. 메밀 품종에는 어떤 것이 있나?

메밀 주요 품종의 특성

여름메밀품종인 수원1호와 수원15호는 전통 건강식품으로서의 종실 생산 및 밀원과 관광자원으로서의 가치가 뛰어나다. 수원에서 4월중하순에 파종하면 5월중하순에 개화가 시작되어 6월하순 만개하면서 착립, 성숙하여 6월하순 성숙기에 접어든다. 녹채소용으로 재배할 경우에는 7~8월 고온기가 지난 9월초순에 파종, 9월하순에서 10월초순에 수확, 채소와 약초로 이용한다. 병충해는 그다지 문제가 되지 않는다. 이들 품종은 서리가 내리지 않는 기간에는 어느 때고 개화, 결실하는 장점을 가지고 있다. 수량은 10a당 150~200kg정도 올릴 수

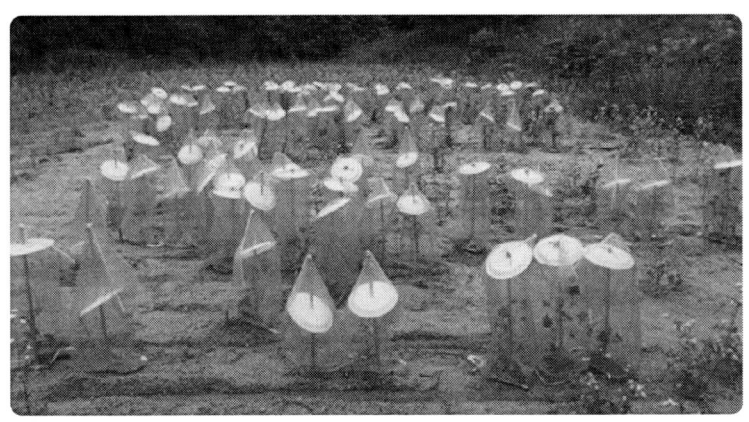

메밀육종을 위한 개체별 망씌우기 작업

있다. 가을메밀은 10a당 90~100kg의 수량을 낸다.

　1990년대에 개발·육성된 4배체 가을메밀 합성품종과 수원12호와 수원14호는 2배체 메밀의 약점을 보완할 수 있는 장점을 가지고 있다. 특히 종실과 식물체가 월등히 크다. 1,000립중이 40~50g 내외로 2배체 메밀에 비하여 거의 배나 무겁고 크며 출아 후 영양생장이 왕성하여 건강 녹채소로 이용하기 좋다. 만숙종으로 등숙기간이 2배체 품종에 비하여 길며 잎, 줄기, 꽃, 종실이 월등히 크고 도복에도 강한 장점을 가지고 있다. 서리에도 강하고 기계수확 할 때에 탈립이 잘 되지 않으며 종실의 균일도가 높아 2배체 메밀의 단점을 보완할 수 있는 바람직한 특성을 가지고 있다. 루틴함량도 2배체 메밀에 비하여 월등히 많이 함유하고 있다. 품질면에서는 과피가 두껍고 대립이므로 메밀쌀 비율이 2배체에 비하여 낮으나 종실수량과 메밀가루 수량은 2배체 가을메밀인 수원2호에 비하여 각각 25~40%, 11~25% 증수되었다.

　새로 육성된 4배체 메밀의 종실수량성이 높은 것은 2배체 메밀에 비하여 생육기간이 길고 메밀 식물체의 강인한 특이성 때문이다. 2배체 메밀은 줄기가 약하여 도복이 잘되고 배수가 불량한 장소에서는 생육이 불량하다. 꿀벌 등 곤충에 의하여 수분(授粉)이 되므로 개화성기에 강우가 계속되면 수정·착립이 낮아진다. 등숙기에도 강한 된서리가 오면 줄기나 분지가 꺾어지고 탈립이 많이 되는 단점을 가지고 있으나 4배체 메밀은

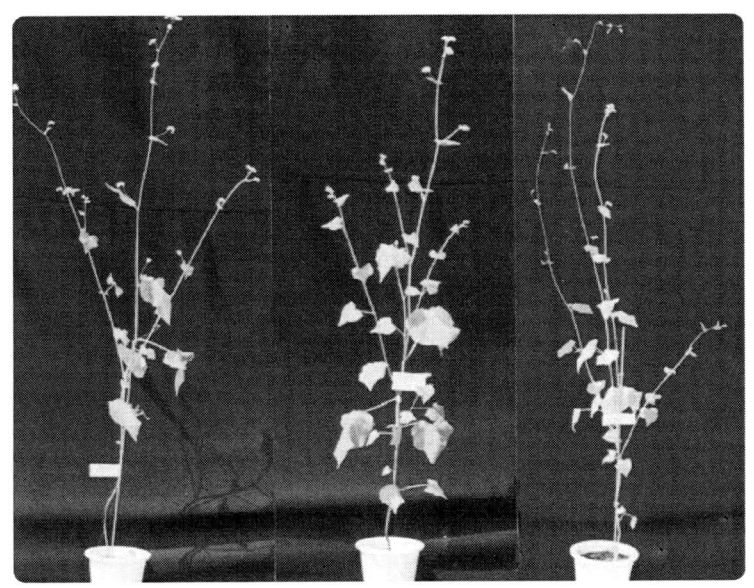

재래종 보통메밀(좌) × 자식성메밀(우)의 잡종식물체(가운데)

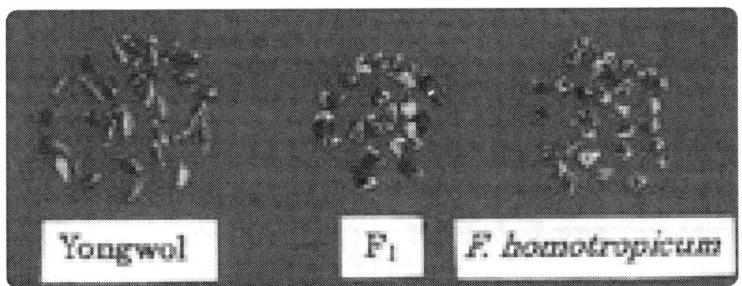

재래종 보통메밀(좌) × 자식성메밀(우)의 잡종종자(가운데)

이러한 단점을 보완할 수 있고 토양의 선택성이 비교적 낮고 병충해가 적으며 잡초와의 경쟁이 잘되고 재배관리가 용이한 장점을 가지고 있다.

근래 우선희 교수는 자식성 야생메밀을 도입하여 교배육종법을 이용한 자식성 재배메밀 품종 개발을 추진하고 있다. 박철호 교수는 한국의 재래종과 자식성 메밀인 *Fagopyrum homotropicum*을 교잡하여 메밀잡종을 육성하고 있다.

11. 메밀은 어떻게 재배하나?

파종준비

① 품종을 선택한다
② 종자소독 : 메밀 종자를 파종하기 전에 종자 소독약으로 소독한다. 씨앗 1kg당 약제 벤레이트티 4g 분의(粉衣) 처리한다.

파종방법

① 파종시기 : 중남부 평야지역에서는 4월 상중순이 파종적기이다. 양절메밀은 또한 녹채소용으로 7~8월 고온기가 지난 9월 초순에 파종, 9월하순~10월초순에 수확하는 것이 좋다. 지역에 따라서 첫서리가 오기 전 10~12주 전에 가을메밀을 파종해야 한다.
② 시비방법 : 콩복비(5-10-15) 25~50kg/10a을 기비로 시용하는 것이 바람직하다.
③ 재식방법 : 산파재배에 비하여 세조파 멀칭재배 하는 것이 관리에 유리하고 수량성도 높다.
④ 파종량 : 세조파 비닐피복 재배를 할 경우에는 충실한 종자 8kg/10a, 일반조파(60㎝휴폭) 재배에서는 4~6kg/10a이 적당하다. 파종깊이는 2~5㎝가 적당하다. 토양

이 습할 때는 얕게 파종하는 것이 좋다. 파종깊이가 5cm 이상일 때는 입모율이 떨어진다.
⑤ 제초제 처리 : 파종 직후 라쏘유제 100~200㎖를 물 100~120ℓ에 희석하여 살포한다.
⑥ 방조대책 : 파종 후 조류의 피해를 방지하기 위하여 액상 기피제인 '새총'을 종자에 묻혀(분의) 파종한다. 종자 1kg당 새총 15㎖씩 2회 반복 분의하여(1회 분의하여 건조한 뒤에 다시 한 번 더 분의하여 말린다) 건조시킨 후에 비오는 날을 피하여 파종한다.

재배관리

① 배수 : 배수를 철저히 해주되 배수가 불량한 지역에서는 이랑을 높여(고휴재배) 재배한다.
② 도복방지 : 산파밀식 다비재배를 피하고 춘파 여름메밀 재배에서는 세조파 비닐피복 재배로 초기생육을 촉진시켜 우기고온기의 도복을 막아준다. 메밀은 대궁 속이 비어 있는데다가 지상부가 번무하여 무겁고 또 비에 젖어 지상부가 무거울 때는 도복이 잘 되므로 개화시까지 배토를 해주어 도복을 방지한다. 토양에 질소 성분이 많은 경우에는 인산, 칼리비료를 많이 시용하는 것이 과번무로 인한 도복을 방지할 수 있다.

③ 등숙향상 : 유효화 기간과 등숙기간을 앞당기면서 길게 하여 등숙을 향상시켜 주어야 다수확 할 수 있다. 붕사 엽면시용은 메밀의 종실 착생을 증가시킨다.

병충해 및 잡초 방제

메밀재배에서 병해충의 피해는 심각하지 않다. 토양병충이 많은 밭에서는 토양살균제와 살충제를 파종 전에 살포하여 소독하고 메밀을 파종해야 한다. 메밀은 생장이 빠르므로 잡초를 억제할 수 있으나 습하고 잡초가 많이 발생하는 환경조건에서는 메밀과 경합이 이루어지므로 파종직후 라쏘 또는 듀알 100~200cc/10a을 살포해 준다. 관행적으로 중복을 전후한 시기에 가을메밀을 파종할 때는 이미 발생한 잡초는 경운으로 제초가 되며 시기적으로 새로 잡초가 많이 발생할 시기는 아니므로 메밀재배 시 제초는 큰 문제가 되지 않았다. 그러나 양절메밀이 개발되어 잡초발생이 성행하는 봄철에 메밀을 파종할 때는 제초제를 이용한 잡초억제가 필요하다.

메밀 줄기와 뿌리에 다이옥신과 같은 환경호르몬이 많아서 메밀밭에는 잡초가 없다는 낭설浪說은 사실과 다른 이야기다.

수확 및 조제

수확은 메밀 종실의 75~80% 정도가 까맣게 성숙했을 때에 수확한다. 손으로 예취할 때는 간단한 입경장치를 부착한 예취기를 사용하면 10a당 3~4시간이 소요된다. 대규모 재배에서 보통 콤바인으로 수확할 때는 곡립 손실도 낮출 수 있고 작업시간도 300평당 15~20분 정도로서 대폭적으로 작업능률을 높일 수 있으나 메밀 전용 콤바인이 아닌 벼농사용 콤바인은 메밀짚이 콤바인에 감겨 수확작업이 불가능하다.

하지만 아래 그림과 같이 콤바인 앞부분에 금속으로 특별한 장치를 횡으로 달아 메밀 수확에 성공한 사례가 있다. 근래에는 메밀전용 중형 콤바인이 개발되어 판매되고 있다.

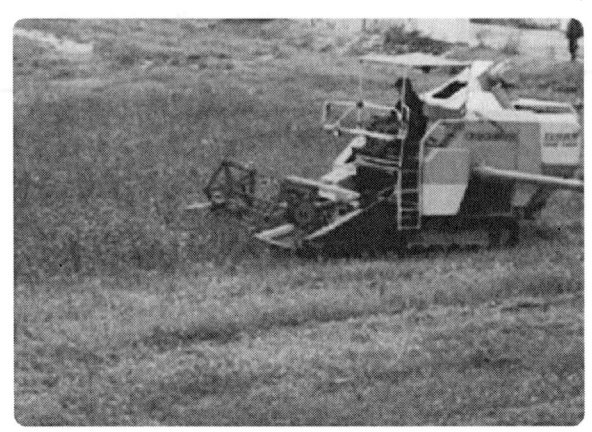

콤바인을 이용한 기계수확

메밀을 예취, 수확한 후 3~5일 동안 햇볕에 세워 말렸다가 탈곡, 건조시켜 종실의 수분함량이 12% 내외가 되도록 한다. 밭에서 세워 말릴 때는 종자의 탈립에 의한 손실을 막기 위해

윗부분을 안쪽으로 굽혀서 감아 넣어 준다. 건조기를 이용하여 건조시킬 때에는 건조기 내 온도가 40℃ 이상이 되지 않도록 조절해 주어야 한다. 요즘 어떤 작물이든 수확기에 새나 야생동물에 의한 피해가 극심하여 농사짓기가 더욱 힘든 상황이므로 메밀도 수확기에 조수피해를 피하거나 줄일 수 있는 대책이 필요하다. 특히 메밀이 도복되었을 때에는 새와 야생동물에 의한 피해가 심하며 수발아(이삭이 서있는 상태에서 발아가 됨)현상도 심하게 나타나 수량 감소를 가져올 수 있다.

메밀꿀은 300평에 심어진 메밀꽃이면 15~20kg의 꿀을 생산할 수 있다.

작부체계 및 소득증진 방안

막국수와 메밀음식의 원료인 메밀이 최근 몇 년 사이에 식품 및 약품적 가치가 새롭게 부각되고 있는 반면에 농가재배는 급격히 줄어드는 모순된 양상을 띠고 있다. 그것은 농민의 입장에서 재배작목 선정의 중요한 기준인 수익성에 비추어 볼 때 메밀의 재배적 가치가 인정받지 못하고 있기 때문이다. 쉽게 말하면 메밀농사를 지어서는 돈벌이가 안 된다는 것이다. 시장경제논리로 볼 때 돈벌이가 안 되는 일에 누구도 매달릴 수 없는 것은 당연한 이치다. 농사를 안 짓고 땅을 놀릴 망정 인건비도 안 되는 낮은 소득을 바라보고 힘들게 농사를 짓는 농민은 아무도 없을 것이다. 그러면 메밀은 왜 돈이 안 되는가? 메밀의 이용가치는 높아 수요가 늘어나는데도 정작 메밀농사는 꺼리게 되는 이유는 한마디로 메밀의 작물학적 한계 때문이다.

메밀은 생육기간이 두 달 남짓으로 매우 짧은 반면 수량이 낮은 것이 가장 큰 문제다. 300평의 땅에서 고작 100kg도 수량을 내지 못하니 돈이 될 수가 없는 것이다. 메밀밭을 집약적으로 관리를 잘 하면 200~300kg까지 수량을 올릴 수는 있으나 대부분 메밀재배는 조방적粗放的으로 이루어지기 때문에 낮은 수량성을 극복하지 못하고 있다.

메밀꽃은 일제히 피었다 결실하는 것이 아니라 먼저 핀 꽃은 결실을 하는데도 한쪽에서는 이제 꽃을 피우는 개화 특성을 가지고 있다. 이를 무한화서라고 한다. 전 생육기간 동안 피는 꽃마다 모두 결실한다고 보면 이론적인 수량성은 대단히 높은 편이다. 그런데 실제로는 개화한 꽃마다 다 결실하는 것이 아니라 수분과 수정이 안 되는 꽃도 다수 있는데다가 먼저 결실한 종실 가운데 일부는 수확 전에 탈립하거나 조류의 먹이가 되고 또 일부는 밭에서 식물체에 매달린 상태에서 수발아穗發芽되어 못쓰게 되는 것도 있기 때문에 한 시즌에 수확되는 실제 양은 많아야 100kg 내외에 불과한 것이다.

게다가 먼저 핀 꽃과 나중 핀 꽃에서 모조리 종실을 수확하는 것이 불가능하기 때문에 보통 밭에서 전체 식물체의 50~70%가 까맣게 결실한 것으로 보이면 수확적기로 판단하여 예취하는 것이 일반적이다. 그래서 먼저 핀 꽃은 결실은 되었어도 손실되는 것이 많고 나중 핀 것은 아직 결실되지 않았거나 덜 여물어 수량 증대에 기여하지 못하는 것들이 생기게 되는 것이다. 그런 연유로 메밀의 생산성은 제한되고 따라서 수익도 한계가 있는 것이다.

아무리 기를 쓰고 재배해도 수량이 증대되지 않으면 가격이 오르지 않는 한 소득은 일정한 수준을 넘어설 수 없으므로 농민에게는 매력이 없는 것이다. 일부 지방자치단체에서 농협을 통해 메밀재배보조금을 지급하면서 메밀 수매가격을 kg당 3천원 정도로 보장하는 경우가 있는데 그런 최고 수준의 경우라 하더라도 300평당 100kg에 불과한 수량으로는 수익이 30만원에 불과하니 고추와 같이 200만원을 상회하는 고수익성 작물에 비하면 메밀의 수익은 최저 수준인 셈이다. 그나마 보조가 없으면 kg당 1천5백원 내외에 불과하므로 수익은 더 낮아지는데 아무리 메밀 농사가 종자대와 파종 및 수확에 드는 인건비 말고는 그다지 투자되는 것이 없다고 하더라도 최소한의 기본비용을 빼고 나면 남는 게 별로 없게 된다. 캐나다처럼 대단위 면적에서 생산의 전 과정이 기계화로 이루어지는 경우라면 총 생산량의 규모에서 비롯되는 일정 규모의 수익은 보장될 수 있겠지만 우리나라에서는 그와 같은 생산방식이 불가능하므로 메밀의 생산성과 수익성은 영세한 수준을 면하지 못하는 것이다.

그렇다면 돌파구는 전혀 없겠는지를 고민해 보아야 한다. 한 가지 대안으로 메밀의 생육기간이 60~70일인 장점을 이용한 2모작 또는 3모작을 생각해 볼 수 있다. 작물의 재배여건이 좋은 옥토는 높은 수익성이 보장되는 작물을 재배하고 척박하고 비탈진 곳 등 상대적으로 재배여건이 열악한 땅에는 메밀을 년중 2~3모작 하게 되면 그나마 수익성을 좀 더 높일 수 있을 것이다. 수원1호와 수원15호와 같은 여름메밀 품종을 첫서리가 내리기 전 8~10주 전에만 파종하면 가을메밀에 비해 약 2배의 수량을 낼 수 있다. 특히 남부 해안지방과 제주도에서는 9~10월에 파종해도 첫서리가 오기 전에 안전하게 다수확 할 수 있어 1년 3기작(1기작-3월하순, 2기작-7월, 3기작-9월)이 가능하다. 그 밖의 지역에서도 소득작물 재배 후 휴한기간을 이용하여 메밀을 재배하면 경지이용율을 높이고 소득도 올릴 수 있다.

12. 메밀은 어떻게 가공하나?

식용 및 약용

메밀종실의 주성분은 전분이지만 조단백질도 12~15%로 많이 함유하고 있고 라이신(5~7%)을 비롯한 아미노산 및 비타민 구성도 좋아서 고급기호건강식품으로 유명하다. 어린잎과 줄기는 채소로 이용되고 있으며, 청예생초는 단백질함량과 전분가도 높아서 가축사료로도 우수할 뿐만 아니라 혈압강하제나 구충제로 쓰이는 루틴을 많이 함유하고 있다.

우리나라의 대표적인 메밀식품은 냉면, 막국수, 메밀묵, 총떡, 메밀부침, 메밀수제비, 전병 등이 있고 요즘에 와서는 메밀라면, 메밀싹, 메밀채소, 메밀차, 메밀음료, 메밀술로도 이용되고 있다. 한때 메밀은 주로 겨울철 별미식으로 애용되었으나 이제는 사시사철 즐겨먹는 음식이 되었고 음식점뿐만 아니라 웬만한 메밀국수 가게에 가봐도 메밀로 만든 국수와 가루를 쉽게 볼 수 있어 그 수요량이 얼마나 많은지 알 수 있다. 또한 메밀 선호도를 반영하듯 라면에도 메밀라면이 나왔고 메밀이 30%정도 첨가된 국수도 다양한 이름으로 선보이고 있다. 일본에는 메밀로 과자, 어묵, 찐빵, 아이스크림까지 만들 정도로 메밀을 애용하고 있으며 유럽에서는 다이어트식품으로 메밀스낵이 여러 종류 나오고 있고 메밀에 들어 있는 성분인

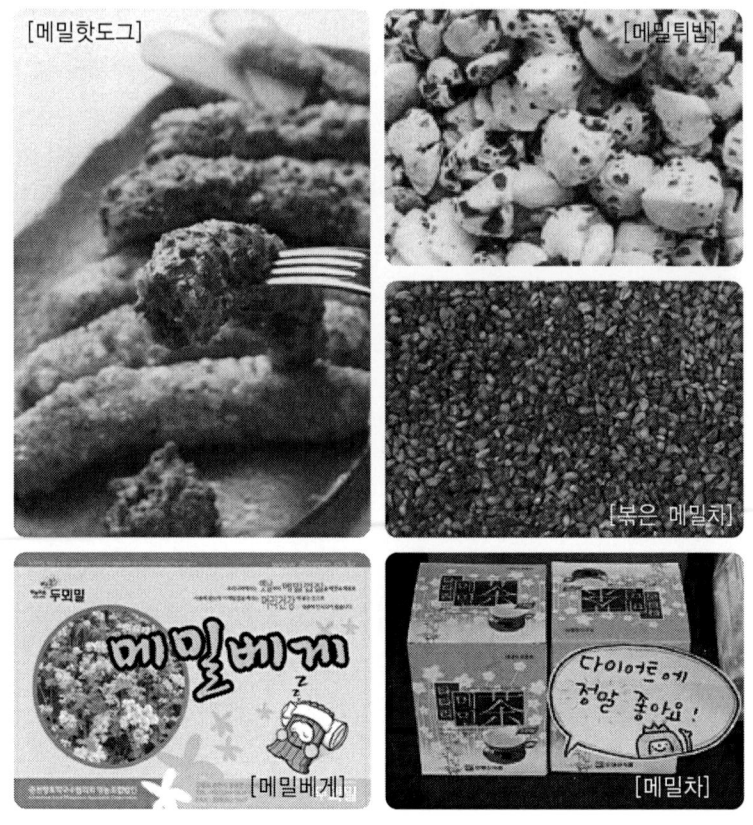

[메밀핫도그] [메밀튀밥] [볶은 메밀차] [메밀베게] [메밀차]

루틴(Rutin)을 추출하여 건강식품소재와 생약재로 이용하기도 한다.

또한 전에는 메밀을 주로 종실로 사용하기 위한 목적으로 재배하였으나 이제는 종실의 배와 배유보다 껍질과 식물체의 잎, 꽃, 줄기, 뿌리 등에 루틴성분과 단백질, 비타민, 미네랄

성분들이 더 많이 함유되어 있다는 것이 알려져 식물체 전체가 건강식과 약으로 사용되고 있다. 음료수나 술을 만들기도 하고 부드러운 메밀잎은 차나 푸른 채소로, 그리고 암(暗)조건에서 메밀종자의 싹을 틔워 1주일 키운 메밀싹이 생산되고 있으며 과피를 벗겨낸 메밀쌀을 고온과 고압에 튀긴 메밀튀밥도 이용된다. 종실을 수확하고 남은 짚은 가축사료로 사용한다.

메밀꽃은 경관조성을 통한 생태관광자원으로 이용되기도 하며 우수한 밀원으로서 메밀꿀을 생산하여 건강식품으로 이용된다. 메밀 깍지(껍질)는 베갯속으로, 메밀짚은 연료로 쓰이기도 한다. 그러므로 농가에서는 메밀꿀과 채소를 생산하기 위한 목적으로 재배하더라도 부산물까지 활용하여 소득증대를 꾀할 수 있다.

메밀가루는 어떻게 만들어지나

밭에서 수확한 메밀을 말려서 턴 종실은 메밀음식을 만들기 위해 분쇄하여 가루를 낸다. 옛날에는 맷돌(석구石臼)을 돌려서 메밀을 '탄다'고 했다. 요즘도 농촌에서는 집에서 맷돌을 사용하여 메밀가루를 내는 경우가 없지는 않다. 그러나 공장에서 제분된 메밀가루가 여러 중량 단위로 포장되어 시장에서 판매되고 있으므로 도시의 가정에서는 그것을 사서 쓰는 경우가 많다. 제분공장에서는 롤(roll)제분기를 돌려서 일련의 제분공정을 거쳐 고운 메밀가루를 생산한다.

롤(roll)제분은 2개의 롤의 날이 맞아 돌아가면서 제분이 되는 것으로 각 롤의 회전속도나 롤의 날을 세우는 방향에 따라 메밀가루의 품질이 변화하므로 이러한 조건이 제분공장의 노하우(know-how)로 중요하게 다루어진다. 일반적으로 롤의 회전수는 1분에 250에서 300회 정도이며 가능하면 가루에 열을 가하지 않도록 해야 하고 롤의 재질도 마모가 잘 되지 않는 소재를 사용하는 것이 좋다. 제분 시 가루에 열이 가해지지 않도록 하기 위해서는 원료의 투입량을 조절하거나 롤을 물로 냉각시키면서 롤의 열기를 제거하는 장치를 붙이는 것이 좋다.

최근 저온에서 제분이 되고 롤의 재질도 세라믹 등 내마모성 소재가 채택되는 등 제분기 및 제분공정의 개선을 위한 연구가 이루어지고 있으므로 향후 제분기술의 고급화에 의해 통밀제분도 가능할 것으로 예상되며 고품질의 제분이 기대된다.

지금까지 통용되어 온 일반적인 메밀의 제분공정을 살펴보면 정선, 탈피, 제분의 공정을 거쳐 메밀가루가 생산되는 것을 알 수 있다. 탈곡한 메밀에는 잎이나 줄기, 작은 돌, 모래, 흙, 다른 작물의 종자 등 협잡물이 혼입되어 있는 경우가 많기 때문에 먼저 이와 같은 오물과 협잡물을 제거해야 한다. 이 과정을 정선精選이라고 한다.

정선된 메밀은 과피로 덮여 있으므로 과피를 벗겨내야 한다. 현재 사용되는 주된 탈피방법은 맷돌로 껍질을 벗기는 방법이 있고 고무판에 문질러 껍질을 벗기는 충격식 방법이 있으며 메밀을 기계로 깨뜨려서 껍질을 벗기는 기계적 방법 등이 있다. 맷돌로 탈피하는 경우에는 정선된 메밀을 체로 쳐서 입자의 크기별로 나누어 선별한 다음 이것을 따로따로 탈피한다. 제분공장에서는 기계로 탈피하는 공정이 설치되어 메밀이 깨지지 않고 껍질만 쉽게 벗겨져 메밀쌀이 된다.

 탈피된 메밀(메밀쌀)을 롤(roll)기나 맷돌로 가루를 낸다. 1번 롤을 통하여 일정한 체로 선별되어 나온 가루가 내분충이며 이것을 1번분이라고 한다. 이것은 메밀의 배유부분으로서 백색이며 전분이 주체가 되므로 향기나 풍미가 없다. 1번 롤에서 가루가 되지 않은 나머지는 다음 롤기로 넘겨져 갈린 후 다시 체로 선별된다. 이때 나오는 가루는 중층분 또는 2번분이라고 한다. 이것은 향기나 풍미가 좋고 색도 담황색으로 영양가가 높은 가루이다. 여기에서 체로 선별되고도 남은 잔사는 다음 롤기에서 분쇄되어 체로 쳐지는데 이때 나오는 가루는 표층분 또는 3번분이라고 한다. 이것은 막국수의 고유한 향기를 강하게 나타내며 색도 선도가 좋은 녹색을 띤다. 이 3번분은 영양가는 가장 높은 반면 식미와 식감은 떨어지는 단점이 있으며 섬유질이 많아 고운 가루를 만들기 어렵다.

 그러므로 3번분을 1번분과 2번분과 혼합하는 비율이 메밀국수의 맛과 품질을 좌우하는 결정적인 요인이 된다. 일반적으로 우리나라에서는 냉면가루를 만드는 경우를 제외하고는 체로 선별하는 과정 없이 단만기에서 연속제분으로 혼합분을 만드는 것이 통례이나 일본에서는 3번분과 2번분, 1번분을 혼합하는 기술에 의하여 소바의 질이 결정된다.

이상영 교수에 의하면 제분과정에서 체로 선별하여 제분한 메밀가루는 메밀분의 종류에 따라 일반성분의 차이가 뚜렷하게 나타난다고 하였다. 즉, 단백질에 있어서는 1번분과 2번분은 대등하나 3번분은 2.5배 이상의 함량차이를 나타내며 지방질과 회분도 3번분이 높은 함량을 나타낸다. 그리고 엽록소는 표층분에 많고 내층분, 중층분에도 미량 존재한다.

메밀가루는 밀가루와 어떻게 다른가

1. 제면특성의 차이

메밀가루는 밀가루와는 근본적으로 몇 가지 차이가 있다. 그 중에서도 가장 큰 차이는 국수를 만드는 제면 특성에 있다. 밀가루는 물을 가하면 글루텐(gluten : 부질) 단백질이 함유되어 점성과 탄력성이 있으므로 면대가 잘 형성이 되나 메밀가루는 그런 단백질을 가지고 있지 않다. 따라서 메밀가루는 질김정도가 약하다. 그래도 알부민(albumin)과 글로부린(globulin)이 상당량 함유되어 메밀면의 이음작용을 갖게 해준다.

메밀가루에 함유된 이와 같은 단백질은 배유부의 단백질보다 종피 단백질에 많은데 대두단백질과 유사하며 수용성 성분이 많다. 메밀 단백질의 수용성 성분은 전체의 절반 정도에 이르나 밀가루의 수용성 단백질은 15% 정도에 불과하다.

메밀가루의 수용성 단백질은 물에 녹으면 점성이 생긴다. 이와 같은 점성이 메밀가루에 이음성을 부여하나 그 힘은 밀가루에서 나타나는 강한 면대 형성만큼은 되지 못한다. 이상영 교수에 의하면 수용성 딘백질이 이음성을 나타내는 것은 전분이 호화^{糊化}하여 생기는 점성이 이음효과를 나타내는 것과 같은 원리라고 하였다.

이와 같은 수용성 단백질의 함량은 메밀가루의 단백질 총량이 증가함에 따라 비례적으로 증가하는 것이므로 단백질 함량이 높은 품종이 이음성도 좋아진다고 볼 수 있다. 또한 배유부보다 종피에 수용성 단백질이 많기 때문에 종피 단백질이 많이 함유된 메밀가루를 만들고 그것으로 면을 뽑으면 면의 이음성이 증대된다. 그런데 메밀국수가 제면 시 잘 끊어지는 것은 글루텐이 없는데다가 수용성 단백질 함량과 이음성이 낮은 배유부의 백분^{白粉}으로 국수가 만들어지기 때문이다. 그러므로 이음성을 좋게 하기 위하여 밀가루나 활성글루텐분말(글루텐 덩어리를 단백질 변성이 안되도록 건조분말화 한 것) 같은 재료를 첨가하여 국수를 만들어 온 것이다.

반면에 밀가루는 길고 실 모양의 단백질이 부분적으로 상호 결합된 입체적인 망목^{網目}구조를 갖는 글루텐이 전분입자를 둘러싸서 글루텐 분자가 부분적으로 결합하여 큰 조직을 만든다. 따라서 밀가루는 점성에 의한 부착보다 강한 힘으로 결합하는 힘이 강하다고 볼 수 있다.

또한 메밀의 전분은 소화 흡수가 좋고 면을 만들었을 때 식감을 좋게 하는데 이 메밀의 전분도 제분공정과 밀접한 관계가 있다. 제분초기 단계인 1번분에 가장 많은 전분이 함유되어 있어 건물乾物의 약 80%에 달한다. 전분 함량은 제분공정이 진행될수록 점차 감소되어 최후에는 절반 정도로 줄어든다. 전분이 비교적 많은 1번분과 2번분으로 제면을 할 경우에는 소화 흡수가 좋으나 3번분 이하의 메밀가루는 종피가 혼합되어 소화·흡수율이 다소 떨어지게 된다.

메밀가루는 물을 가하면 물에 접촉된 부분은 녹고 극히 높은 점성을 띄게 된다. 점질로 된 단백질이 내부로 물의 침투를 방해하더라도 충분히 물을 주고 잘 저어 주면 점성이 훨씬 강해진다. 즉, 메밀가루는 수분을 보유하는 능력이 없는 반면 밀가루는 물을 가하면 솜과 같이 수분을 흡수하여 조직 내로 수분을 흡수하여 보유하는 능력을 가지고 있다. 밀가루의 글루텐이 그와 같은 역할을 하는 것이다. 그래서 글루텐이 없는 메밀가루는 반죽할 때 도우(반죽덩어리)를 뜨거운 물에 넣었다 꺼내기를 몇차례 반복하면 국수가락의 면대가 잘 형성된다. 이러한 반죽을 업계에서는 '익반죽' 이라고 한다.

2. 아미노산과 단백질의 차이

메밀의 단백질 함량은 대체로 12%내외이다. 옥수수, 수수, 조, 쌀 등의 다른 곡류에 비해서 그 함량이 많으며, 특히 9%내외의 단백질을 함유한 밀가루보다도 높은 편이다. 또한 메밀의 아미노산 조성을 밀가루와 비교해 보면 글루탐산(glutamic acid)과 프롤린(proline)의 함량은 비교적 적지만 이를 제외한 히스티딘(histidine), 이소류신(isoleucine), 류신(leucine), 메티오닌(methionine), 페닐알라닌(phenylalanine), 발린(valine), 트레오닌(threonine), 시스테인(cystein), 글리신(glycine) 등은 거의 같거나 더 많이 함유되어 있다. 특히 아르지닌(arginine), 라이신(lysine), 아스파틴산(aspartic acid)의 함량은 밀가루에 비해 월등히 높은 경향을 보이고 있다. 이렇게 메밀은 일반적으로 이용되고 있는 밀가루에 비해서도 영양학적으로 우수한 아미노산 조성을 가진 작물이라고 할 수 있다.

메밀가루는 밀가루에 비하여 수용성 단백질 함량이 높기 때문에 밀가루에 비하여 보관에 더 세심한 주의를 기울여야 한다. 메밀의 신선도를 유지하고 품질의 열화(劣化)를 방지하기 위해서는 공기에 접촉되지 않도록 포대 입구를 잘 봉한 다음 냉암소에 보관하는 것이 좋다. 장기간 보관할 때에는 저온에서 보관하되 실내와 바깥의 온도가 5℃ 이내로 하는 것이 메밀가루의 품질이 나빠지는 것을 막는 데 도움이 된다. 일본에서는 나무통에 메밀가루를 보관함으로써 공기와의 직접적인 접촉을 막고 산화작용을 방지하며 메밀가루의 향기가 날아가는 것을 방지한다.

13. 한국의 메밀식문화

왜 '막국수'인가?

막국수란 메밀가루로 반죽을 빚어 국수틀에 눌러 뺀 메밀국수를 뜻한다. 막국수의 이름에 대한 논란은 오래전부터 있었다. 그렇지만 지금까지 정설은 없다고들 한다. 누군가 학문적 권위를 내세워 '이렇다, 저렇다' 하면 정설이 될 것 같은데 문헌적 근거가 궁해서 그런지 나서는 사람이 없는 것 같다. 대개 '마구', '함부로', '대충' 등의 의미가 강하게 내포된, 정교하게 공들이지 않고 막 해서 먹는 국수라는 뜻으로 받아들이는 경향이 일반적이다. 필자도 그런 견해에 크게 이의를 달고 싶지는 않다. 다만 거기에 '금방'이란 시간적 개념까지 보태져서 막국수는 '조리에 공 많이 들이지 않고 금방 해서 먹는 국수'라는 뜻으로 이해하는 것이 가장 적절하지 않나 생각된다. 그러나 막국수에 대한 이창덕 교수(전 강원대 농학과 작물학교수)의 견해도 경청할만하다고 생각한다.

이창덕 교수는 막국수라는 이름의 유래가 막국수의 주원료인 메밀가루의 제분특성에 연유하는 것으로 해석하였다. 「메밀을 사랑하는 사람들」에 기고한 이창덕교수의 글을 그대로 옮겨 본다.

"막국수라는 말은 어디서 나왔으며, 무슨 뜻일까. 요즈음 막국수를 만드는 메밀가루는 메밀의 검은 껍질을 벗기고 가루로 만드는 과정이 전용 제분기에 의해 이루어지고 그 가루를 이용하는 것이 보편화된 것 같다. 소비자들이나 나도 그 제분 과정을 잘 모를 것이지만, 재래식방법은 수확한 메밀을 먼저 잘 건조시키고, 키로 깨끗이 까부른 후 이를 맷돌에 넣어 타서 검은 과피를 벗기는데 이때 맷돌이 너무 무거우면 메밀알곡이 모두 부서지게 되므로 밑의 맷돌에 있는 중쇠(또는 수쇠) 위에 엽전이나 얇은 링을 끼워서 윗돌과 밑돌 사이가 약간 뜨도록 한다.

맷돌을 통과한 메밀알곡은 껍질이 벗겨진 것과 벗겨지지 않은 것이 섞여서 나오는데 벗겨진 것을 선별하는 데는 어레미를 사용한다. 껍질이 벗겨져서 입자가 작아진 것은 어레미를 통과하지만 벗겨지지 않은 것은 어레미에 남게 되니 이는 다시 맷돌로 타야만 한다. 이 작업은 몇 번이나 반복되지만 어레미를 통과한 것이 모두 껍질이 벗겨진 것은 아니다.

메밀은 생육기간이 짧으며 꽃은 자라면서 하부로부터 상부로 피어 가는데 늦게 핀 꽃은 알곡이 미숙(未熟)한 상태로 수확되어 껍질이 벗겨지지 않아도 어레미를 통과한다. 그러므로 이들을 선별하기 위해서는 키로 선별해야 되는데 이 작업은 매우 까다롭다. 이와 같은 작업은 여러 번 반복해야 하지만 2~3회에 그치며 잘 선별되지 않은 상당량의 메밀알곡은 별도로 모아서 따로 제분하게 되는데 이것을 '막가루'라 하고 잘 정선된 메밀알곡으로 제분된 것은 '고운가루'라 하는데 막가루로 만든 국수가 바로 막국수이다.

고운가루와 막가루의 비율은 제분하는 사람 마음대로 이고 일본에서는 이것을 1번분, 2번분, 3번분, 4번분 또는 말분^{末粉} 등 여러 단계로 나누기도 한다. 1번분은 가장 먼저 선별된 메밀쌀로 만든 가루이며 가루가 희고 향기와 맛이 좋고 감미도 있지만 끈기가 약하다. 2번분은 향기가 많고 끈기도 비교적 강하여 저작감이 좋아서 기호성도 높은데 일본사람은 이를 '시골국수'라고 하니 우리의 막국수라는 말과 뜻이 상통한다고 할 수 있을 것 같다. 4번분 또는 말분은 향은 강하지만 거칠고 뻣뻣하여 저작감이 나쁘다.

그러면 요즈음 우리 주위에서 흔히 먹고 있는 '막국수'란 어떤 가루로 만든 것일까. 이는 아마도 3번분이나 4번분으로 만든 것이 아니라 제분공장에서 고운가루와 막가루로 분리하지 않고 또 적당량의 밀가루를 섞어서 증량도 하고 끈기도 높여서 시판되는 메밀가루로 만든 국수라고 생각된다".

이창덕 교수의 견해를 요약하면 막국수는 메밀의 제분과정에서 '막가루'로 분류된 가루로 만든 국수라는 것이다. 현대식 제분기가 없어 가정에서 맷돌과 체로 가루를 만들던 시절에는 이교수의 견해처럼 막가루의 탄생이 가능했을 것이다. 그러나 고도로 미세하게 제분이 가능하고 껍질까지 통째로 제분이 가능한 요즘에는 고운가루와 막가루의 구분이 의미가 없을 수도 있다. 그러므로 막국수의 '막'은 어의(語義)상으로 제분상의 차하등급, 조리의 조악성(粗惡性), 시간적 속성(速性) 등이 복합적으로 관념화되어 유래된 것으로 보는 것이 타당할 것으로 생각된다.

그러나 현대적 시각으로 막국수를 왜 막국수라고 하는가를 묻는다면 대답은 궁색할 수밖에 없을 것이다. 왜냐 하면 그러한 말의 유래와 관련된 요인들이 현대에 와서는 그 어느 것도 해당되지 않을 만큼 제분기술이 고도화되고 양념 등 조리과정이 정교해지고 이용도 가정에서 자가조리보다는 대부분 음식점에서 매식(買食)하는 형태로 변천되었기 때문이다. 그래서 요즘에 와서는 막국수의 막의 의미를 굳이 따지려는 것 자체가 무의미할 수도 있다. 따라서 막국수라는 전통음식이 현대에 와서 보다 발전된 형태로 이용되는데 다만 이름만 그대로 옛이름을 사용하는 것으로 이해하는 것이 좋을 것으로 생각된다.

막국수의 종류

막국수에는 종류가 참으로 많다. 얼른 생각하면 단조로운 듯 하면서도 일본의 소바가 재료의 구성이나 조리방법 및 지역명을 붙여 많은 종류로 구분되는 것처럼 막국수도 같은 방식으로 구분된다. 먼저 재료의 구성 및 조리방법에 따라 분류하면 보통막국수, 온면막국수, 비빔막국수, 쟁반막국수, 메밀싹막국수, 콩물막국수, 꿩막국수 등이 있다.

보통막국수란 흔히 시중의 막국수집에서 볼 수 있는 것처럼 찬 육수를 막국수에 붓거나 약간 넣어 비벼먹는 막국수를 칭한다. 육수 없이 양념으로만 비벼도 나중에 물김치 등으로 만든 찬 육수를 따라 마시는 경우도 이 보통막국수의 범주에 속한다. 보통막국수는 메밀가루를 반죽한 덩어리(도우)를 국수틀에 넣어 눌러 끓는 물 속에서 4~5분간 삶은 다음 깨끗한 냉수로 씻어 사리를 만든다. 사리를 적당량 감아 그릇에 담고 편육 한 저름과 약간의 무채를 국수 위에 얹고 그 위에 미리 준비한 양념을 얹는다. 그리고 먹을 때 입맛대로 다시 국수에 식초, 간장, 겨자, 설탕 등을 약간 넣은 다음 잘 비벼 먹는다.

온면막국수는 보통막국수 사리에다가 양념과 더운 육수를 부어 먹는 막국수인데 일반적이지 못하다. 유사한 메밀음식 중에 메밀칼국수가 있는데 온면막국수는 면을 눌러서 빼고 메밀칼국수는 메밀가루 반죽을 밀대로 넓게 밀고 칼로 썰어서 보통 칼국수처럼 조리해서 먹는다.

비빔막국수는 보통막국수에 육수를 넣지 않고 설탕, 참기름, 겨자 등 양념을 쳐서 비벼먹는 막국수이다.

쟁반막국수는 대형 접시에 최소한 2인 분 이상의 사리를 얹고 여기에 양배추, 쑥갓, 편육다짐, 깻잎, 당근채, 무채, 오이채, 대추, 밤, 잣, 깨볶음, 양념장을 넣어서 섞어 먹는 막국수이다.

메밀싹막국수와 꿩막국수는 보통막국수에 얹어 주는 고명 재료가 각각 메밀싹과 꿩고기이며 콩물막국수는 육수 대신 검정콩으로 만든 콩물을 막국수에 부어 먹는 막국수이다.

지역에 따라서는 천서리막국수, 황둔막국수, 양양메밀국수, 입암리막국수, 춘천막국수, 봉평막국수 등으로 분류된다. 지역명이 다른 것만큼 그 지역의 막국수 재료 및 제조법에도 약간씩 차이가 있다. 지역내에서도 막국수집마다 막국수를 만드는 솜씨와 맛이 조금씩 다르다. 기본원료인 메밀가루도 100% 순메밀로 막국수를 눌러 뽑는 집이 있는가 하면 메밀가루와 밀가루를 이미 제분공장에서 적정한 비율로 혼합한 것을 사다가 밀가루를 더 섞어 가루 중 메밀의 실제 혼합비율이 20%도 안되는 국수를 막국수라고 파는 경우도 있다. 육수와 양념제조도 집집마다 나름대로의 비법을 가지고 있어 차이가 있는데 그것이 고유의 상품성을 결정짓는 매우 중요한 요소이므로 공개를 하지 않는 경우가 많다.

사람마다 제각기 다른 입맛 때문에 막국수의 맛과 품질에 대한 평가는 획일적으로 표준화하기가 어렵다. 그러므로 소비자에 따라 선호하는 막국수집이 있기 마련이다. 양념에서 간장 맛이 강하게 나는 막국수나 양념이 너무 달게 만들어진 막국수보다는 메밀의 담백하고 구수한 맛이 살아있는 막국수가 보편적으로 품질이 좋은 것으로 평가된다. 육수도 가급적 동물성 재료나 인공조미료를 쓰지 않고도 맛을 잘 낸 육수가 막국수와 잘 어울린다. 지역에 따라 다소 차이가 있으나 돼지고기, 꿩고기, 소고기 등 육류와 무채가 고명으로 얹어진 막국수를 동치미 국물에 말아먹는 것이 전통적인 막국수다. 밀가루를 많이 섞거나 전분을 많이 넣어 쫄깃쫄깃한 쫄면 스타일의 막국수와 즉석에서 반죽하여 누른 막국수가 아니고 미리 만들어 둔 마른 국수를 삶아내기만 하는 인스턴트 막국수는 시간의 흐름 속에 변형된 것이다. 근래에 소비자의 기호와 욕구에 맞추어 순메밀로 만든 막국수만을 고집하는 집도 늘어나고 있어 다행이다. 또 산채, 약초 등 새로운 소재를 가미하여 기능성을 보강하는 방식의 품질 개선을 위한 노력도 업계에서 경주되고 있는 것도 고무적인 현상이다.

14. 막국수에 관한 오해

하나. 순메밀막국수는 불가능하다(?)

막국수를 먹는 소비자들 사이에 메밀에 관한 몇 가지 오해가 있는 듯하다. 그 중의 하나가 순메밀로는 국수가 안 된다는 것이다. 옛날에 시골에서 100% 메밀가루를 반죽하여 국수틀로 눌러 뺀 막국수가 젓가락으로 집기가 힘들 정도로 면발이 약하고 쉽게 풀어지던 막국수를 생각하면 틀린 얘기도 아니다.

더구나 예전에는 바쁘고 힘든 농사일 때문에 메밀을 제분할 때도 미세하게 하지 못하여 분말의 입자가 굵고 체로 친다고 하더라도 완벽하게 껍질분말이 제거되지 않은 채로 반죽하는 메밀가루에 섞여 있는데다 부녀자의 힘으로는 반죽을 할 때도 힘껏 치대지 못한 상태로 나무국수틀에 눌러 빼다보니 면발이 고르지 않고 삶은 뒤에는 뚝뚝 잘라지는 등 면대 형성이 불량한 막국수가 되어 숟가락으로 떠먹기까지 했던 적이 없지 않았다. 사실 메밀가루에는 밀가루와 달리 글루텐(부질) 단백질이 없으므로 막국수는 메밀가루만 가지고는 면대 형성이 잘 될 수가 없는 운명을 타고났다. 그래서 선조들의 지혜로 막국수를 만들 때는 메밀가루에다 전분이나 밀가루를 섞어 쓰는 관행이 자연스럽게 개발, 유지돼 온 것이다.

어떤 경우에는 면 빛깔이 검어야 진짜 막국수라는 잘못된 생각 때문에 메밀 이외에 고구마 등 전분질과 메밀껍질만 분쇄하여 가루를 낸 재료를 지나치게 많이 넣거나 빛깔을 검게 할 목적으로 태운 보리가루 등 불량한 재료들을 사용하기도 했다. 그러다 보니 세월이 흐르면서 그러한 변형된 막국수가 진짜 막국수가 되고 제대로 껍질을 벗겨낸 순메밀가루로 만든 흰빛의 막국수는 마치 밀가루를 많이 섞어서 잘못된 가짜 막국수로 오인되는 모순된 현상이 생겨나게 되었다. 그런 오류가 이윤증대라는 현실적 상행위와 맞물려 오랫동안 지속되면서 밀가루와 섞여야 하는 메밀가루의 운명이 당연시되는 가운데 막국수가 이용되어 왔다.

이러한 관행을 더욱 부채질 한 것은 메밀가루의 가격이 밀가루보다 비싸다는 사실이다. 밀가루는 수요도 많은데다 대량으로 수입되어 공급량이 충분하므로 가격이 상대적으로 저렴하나 메밀은 수입산을 쓴다고 하더라도 밀가루보다 가격이 비싸므로 메밀가루와 밀가루의 혼합비율에 있어서 밀가루의 비율이 높아지게 된 것이다. 시중에서 메밀가루의 혼합비율이 20%도 안되는 혼합분으로 조리된 막국수(사실상의 밀가루국수)가 막국수의 원형인 양 인식되고 유통되고 있는 것은 결과적으로 소비자를 기만하는 결과일 뿐 식문화의 원류가 될 수 없는 한계점을 내포하고 있는 것이다.

그런데 메밀가루에 면대 형성의 기초가 되는 부질(gluten)

이 존재하지 않더라도 제분과 조리방법의 개선으로 순메밀막국수를 만들어 먹을 수가 있다는 것이 일부 막국수업소에서 실증됨으로써 근래에는 춘천에도 100% 순메밀가루로 막국수를 만들어 파는 전문점이 10여 개소로 늘어났다. 순메밀가루로도 면대 형성이 어느 정도 가능하게 된 것은 요즘 제분시설로 고운 메밀가루를 생산할 수 있는데다가 반죽시 물 조절을 잘 하고 뜨거운 물로 익반죽을 하며 반죽을 수 차례 잘 치대어 줌으로써 순메밀막국수는 얼마든지 가능하게 된 것이다.

메밀가루를 빻아 공급하는 업체에서도 메밀가루 함량을 60%, 80%, 100%로 달리하여 20kg들이 포대 단위로 판매하고 있다.

다만 문제가 되는 것은 가격이다. 막국수 한 그릇의 가격을 무한정 올릴 수도 없으니 순메밀가루로 막국수를 만들 때 발생하는 가격상승 요인에 대한 대안이 없으면 메밀가루와 밀가루의 혼합분에 대한 유혹을 떨쳐버릴 수가 없는 것이 막국수집의 입장일 수 있기 때문이다. 과거 막국수 한 그릇이 3천 원일 때 원료비에서 메밀가루가 차지하는 비중이 200원이 넘으면 수지를 맞출 수 없다는 것이 막국수업을 하는 분들의 계산이다.

그러므로 기술적으로 순메밀막국수가 불가능한 것이 아니고 가격 면에서 수지가 맞지 않는 점이 문제의 본질이라고 볼 때 국민건강의 증진과 막국수문화의 전승을 위해 순메밀막국수를 지속적으로 살려 나가기 위해서는 저렴한 가격의 원료공급이 안정적으로 이루어져야 할 것이다.

둘· 막국수를 많이 먹으면 몸이 붓는다

메밀음식을 많이 먹으면 몸이 붓는다거나 독이 있어 부종이 생긴다거나 하는 얘기가 있으며 메밀은 살을 깎아 내린다는 얘기도 들린다. 메밀이 찬 음식이라는 얘기와 함께 이러한 얘기들은 메밀에 부정적 이미지를 주는 대표적인 속설俗說들이다. 과학적으로 검증이 안된 이야기이지만 인구에 회자되면서 어떤 것들은 이미 상식화된 정설定說로 받아들이는 사람들도 있다.

어떤 음식이든 체질에 따라 식후에 나타나는 인체의 반응은 다를 수 있기 때문에 이런 속설들은 일반화된 정설로서가 아니라 개별적 사례(case by case)로 이해될 필요가 있다. 그런데 지금까지 메밀음식을 조리하여 먹을 때의 전통적인 관습에서 속설에 대한 안전처방을 발견할 수 있기 때문에 메밀식품에 대한 안전 문제가 크게 대두되지 않았었다. 예를 들면, 메밀음식을 먹을 때 무를 곁들여 먹음으로써 독에 대한 염려 없이 안전하게 음식을 섭취할 수 있는 것이 바로 그러한 예이다.

황도연의 「방약합편」에 보면 "메밀의 독은 무를 갈아 즙을 마시면 된다"고 기록되어 있다. 부종에 관해서는 출처는 분명하지 않지만 전해지는 다음과 같은 예화가 있다.

"옛날 중국에서 만리장성을 축조할 때 많은 조선인들이 부역을 했는데 축조가 끝난 후 조선으로 돌아갈 사람들이 식량을 요구하자 중국에서 메밀을 주었다는 것이다. 메밀을 준 이유는 중국에서 메밀을 많이 먹으면 부종이 생겨 사람이 죽었기 때문이었다. 중국인들이 조선인들을 못살게 할 속셈이 있었던 것이다. 그런데 수 년이 지나서 중국에서 첩자를 보내 조선사람들의 동태를 살폈더니 메밀을 먹고도 죽지 않고 잘 살고 있는 것을 알고 그 이유를 알아보았는데 그 이유는 바로 조선사람들이 메밀음식에 무를 섞어 먹었기 때문이라는 것이다."

 사람에 따라서 메밀음식을 먹으면 어지럽거나 얼굴이 붉어지거나 가려워 긁게 되는 알레르기 증상이 나타날 수도 있는 것은 사실이다. 옻나무의 경우에도 사람의 체질에 따라 옻에 매우 민감한 사람이 있는가 하면 아주 둔감하여 접촉해도 옻이 잘 오르지 않는 사람이 있는 것처럼 식물이용을 제한하는 알레르기반응도 체질 의존적이라고 볼 수 있다. 그러나 알레르기단백질에 대해서는 최근에도 연구가 많이 이루어지고 있으므로 그 원인과 치료에 대해서 많은 사실들이 밝혀지고 있어 안심해도 좋을 것이다.

 동의보감에 메밀을 오래 먹으면 동풍動風하여 어지러우니 장기간 먹는 것은 좋지 않다고 하였다. 이에 대해 최용순 교수는 메밀이 쌀과 달리 루틴 등 여러 종류의 플라보노이드 화합물을 함유하고 있는 결과로 해석하였다. 우리가 메밀음식을 먹더라도 쌀밥처럼 자주 그리고 많이 주식主食으로 먹는 것이 아니기 때문에 동풍이 우려될 수준은 아니라고 생각된다.

  메밀이 살을 깎아 내린다는 얘기는 메밀건초를 가축사료로 이용하지 않았던 관례나 최근에 돼지에게 메밀싹을 급여하여 피하지방 함량의 감소를 확인한 권태봉 교수의 연구결과로도 어느 정도는 입증이 되는 것이기도 하다. 증체增體를 목적으로 하는 육용 가축생산에 체중 감소를 가져오는 사료의 급여를 금하는 것은 당연한 것이다. 그러나 많은 사람들에게 비만이 문제가 되는 현대사회에서 살을 깎아 내려서 다이어트효과를 보장하는 식품이 있다면 그것은 이용가치가 매우 높을 뿐만 아니라 수 조원에 이르는 다이어트식품 시장의 규모로 볼 때 산업화에 대한 기대치가 높을 수 있는 것이다. 이런 경우에는 "메밀이 살을 깎는다"는 속설이 신소재개발의 단초가 되는 금언金言이기도 하므로 긍정적으로 볼 수 있는 것이다.

15. 메밀싹의 비밀을 캔다

메밀싹의 특징

메밀싹은 메밀종자를 어두운 곳에서 콩나물처럼 키운 것을 뜻한다. 이 메밀싹은 농촌진흥청 식량과학원 김선림 박사가 개발하여 농촌진흥청이 1999년 특허(특허 제0217884호)를 출원한 새싹(sprout) 식품이다. 콩나물형이지만 콩나물보다는 조금 가는 메밀싹은 보통 길이가 15㎝, 굵기가 0.9㎜정도 된다. 맛이 담백하고 콩나물에서와 같은 비린내가 나지 않는다. 칼슘 등 무기질과 비타민이 상당량 들어있고 총아미노산은 종실보다 30% 이상 많으며 그 중에서도 아스파틴산, 글루탐산, 라이신 등의 함량이 높았다. 최근 의약분야에서 중요한 소재로 각광받고 있는 루틴은 종실에 비하여 메밀싹에 무려 27배나 많은 양이 들어있다.

김윤선과 김종근 교수에 의하면 메밀싹의 포화지방산은 20%, 불포화지방산은 78.6%이었다. 지방산 조성을 보면 리놀산(linoleic acid) 45.9%, 올레인산(oleic acid) 18.4%, 팔미틴산(palmitic acid) 13.7%, 리놀렌산(linolenic acid) 11.8%로 나타났다. 이와 같은 결과는 종실에 비하여 메밀싹에서 스테린산(stearic acid)과 올레인산(oleic acid)이 각각 21%와 50%씩 감소하였고 리놀산(linoleic acid)과 리놀렌산

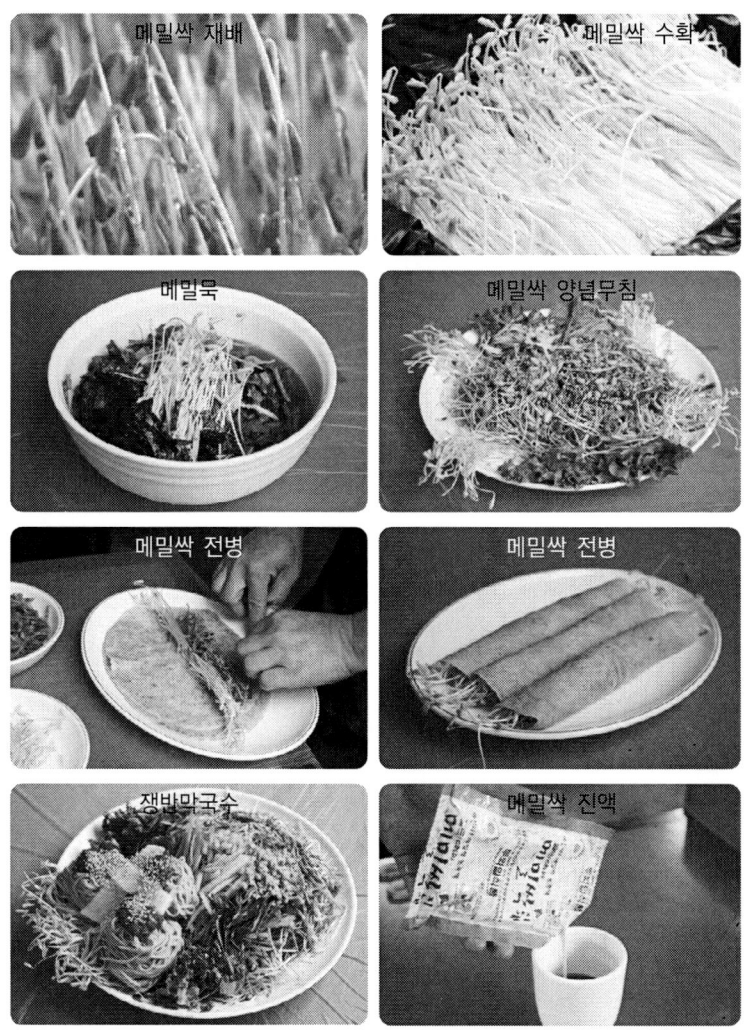

메밀싹을 이용한 메밀음식

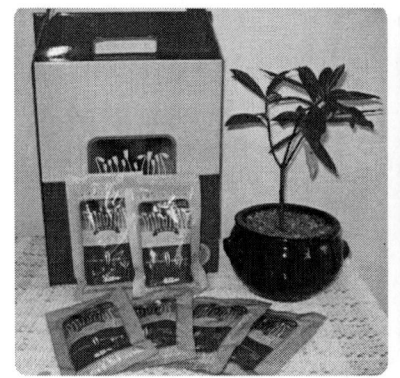 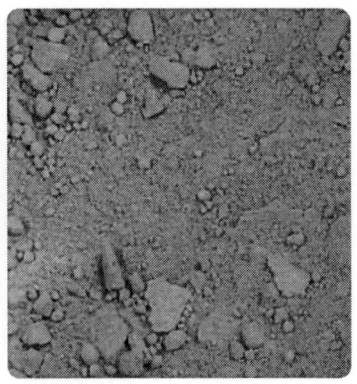

메밀싹 진액(좌)과 건조분말(우)

(linolenic acid)은 각각 130%와 540%가 증가하였음 나타내는 것으로서 종실을 그대로 식용하지 않고 싹을 틔워 이용하면 유용한 지방산의 조성비율을 높일 수 있다는 것을 의미하는 것이다.

그리고 메밀싹은 육류나 회를 먹을 때 곁들이거나 샐러드, 생나물무침, 비빔밥, 막국수 고명 등으로 다양하게 조리할 수 있다. 다만 불에 데치거나 국거리로 이용하는 것은 수분이 빠져나가 부피가 대폭 줄면 먹을 게 없으므로 메밀싹의 조리법으로는 적합하지 않다. 믹서에 메밀싹과 요구르트를 같이 넣고 갈아 마시면 맛있고 몸에 좋은 음료가 된다. 메밀싹을 말려 분말로 만든 것은 미싯가루 형태의 생식원료로도 사용할 수 있고 떡, 빵, 과자 등을 만들 때 섞어 쓸 수도 있다. 메밀싹을 중탕하여 진액으로 만들어 마시기도 한다.

  2001년 춘천에서 열린 국제메밀학회 메밀식품전시장에서 배화여전 김윤선 교수팀이 이 메밀싹 분말로 30여 가지의 음식을 만들어 선보였으며 즉석에서 음료도 만들어 팔았는데 내국인은 물론 외국인들에게조차도 매우 높은 인기가 있었다.

  또한 메밀싹을 소주에 넣어 마시면 소주의 씁쓰레하고 강한 맛이 없어져 부드러운 술이 된다. 메밀싹을 사료에 섞어 먹인 돼지에서 비계가 많이 줄었다는 권태봉 교수의 연구결과가 매스컴에 보도된 적도 있다.

16. 메밀전초의 효능과 산업적 이용

　메밀전초란 야생에서 재배된 수확기 이전의, 잎, 줄기, 꽃, 일부열매 나아가 뿌리를 포함한 모든 식물부위를 말한다. 메밀은 동양에서 오랫동안 다양한 형태의 음식의 재료로 이용되어 왔으나 유럽, 특히 미국에서는 사료용으로 19세기에는 경작율이 높았다.

　그러나 잘 알려진 바와 같이 한국이나 만주에서 미국으로 전래된 콩의 영양가가 높고 생산량이나 경작방법에서 메밀보다는 유리한 위치에 있어서 콩의 재배는 급속히 증가한 반면 메밀재배는 급속히 감소되어 현재는 캐나다에서 일부 재배된 메밀이 일본에 수출되고 있는 정도이다.

　우리나라에서는 메일을 재배하여 얻은 메밀은 식량으로 메밀껍질은 베개속으로 사용하였으나 메밀을 거두고 난 후 메밀짚은 그다지 쓰일 곳이 없었다(잿물을 만들어 쓰거나). 그러니 쏘시개로 또는 퇴비로 이용되었다(가축먹이로도 쓰였겠으나 좋은 사료는 아니다).

메밀전초의 산업적 활용의 시작

　1940년대 고혈압과 관련하여 증가하는 모세혈관 취약증 (capillary fragility, 자반증, 점상출혈, 반상출혈, 비출혈,

치은출혈 등)에 플라보노이드 화합물(오렌지에 함유된)의 치료효과가 보고되면서 메밀과 관련한 여러 가지 천연화합물의 연구가 진행되었다. 특히, 천연물 중 rutin은 망막출혈이나 뇌졸중을 일으키는 모세관취약증을 효과적으로 개선할 수 있다는 연구결과가 알려지게 되었다.

초기 연구단계에서 요구되는 rutin 화합물은 주로 담배잎에서 추출하여 공급하였으나 약물로 개발하기 위한 대량생산의 필요성이 대두되면서 메밀에 관심이 모이게 되었다.

미국의 Schunck라는 과학자는 처음 건조하지 않은 메밀잎 약 15kg에서 약 16g(0.11 %)의 rutin을 얻었다. 이후 연구를 거듭하면서 건조한 전초에서 약 1% 정도의 루틴을 얻게 되었다. 1944년도부터는 일본 메밀 46종을 재배하면서 이들로부터 최고 재료의 6%까지 rutin을 얻을 수 있게 되었다. 이때의 결과를 보면 꽃과 잎에서 6.37%, 잎은 7.9%, 꽃은 4.2% 수준이었으며 줄기는 0.4%, 알곡에서는 아주 낮은 수준이었다. 이 연구에서 알 수 있는 것은 메밀 전초 특히, 잎이나 꽃은 rutin의 풍부한 소재라는 것과 품종에 따라 그 함량이 다를 수 있다는 것을 보여준 것이라 하겠다.

식물에서의 rutin의 역할

그런데 식물체에서 rutin의 역할은 무엇일까? 메밀의 기원지는 오늘날도 히말라야산지 주변의 중국의 운남성을 비롯한 티벳지역으로 알려져 있는데 이들 지역은 무엇보다 고도가 높으며 위도가 낮다는 것이다. 이 지역에 사는 일부 소수민족은 메밀을 주식으로 하고 있다. 이와 같은 지역은 자외선이 강하여 자외선에 의한 생체 손상을 받기 쉽다. 그래서인지 이 지역 사람들은 대개 검은 피부를 갖는데 이는 피부에서 검은 멜라닌 색소를 생산하여 피부세포 대신에 검은 멜라닌 색소가 강한 자외선을 흡수함으로써 피부세포를 보호하기 때문에 피부손상을 막을 수 있다. 우리나라에서도 공기가 좋고 비교적 산지에 사는 사람들의 피부는 검게 그을린 모습을 보게 되는 것이다.

식물은 성장하는 데 필요한 에너지로 빛(가시광선)을 이용하는데 사람도 마찬가지이나 에너지가 강한 자외선은 식물에게도 도움이 되지 못한다. 자연환경에서 특히 고산지대나 바닷가 등 자외선이 강한 환경에서 자라는 식물은 이러한 자외선의 에너지를 rutin이 받아 처리하도록 하는 장치를 갖고 있다.

주위에 흔한 사과, 토마토, 담배잎, 포도씨, 제라니움, 고추잎, 체리에도 루틴이 다양하게 분포되어 있다. 그러나 그 함량은 단연 메밀 특히 꽃에 높은 함량이 들어 있다.

메밀전초추출물의 성분

최근 보고된 연구논문에 따르면 우리나라에서 재배된 메밀전초 중 꽃과 잎을 혼합한 건조물의 영양성분 측면에서 조단백질 함량은 14%, 조지방 2.3%, 조섬유 37% 수준으로 열량은 100g 당 215Kcal 이었다. 그러나 메밀전초는 열량을 공급하려는 목적으로 이용되는 것이 아니라 식물이 갖는 2차산물의 가치를 염두에 둔 선택이므로 이들의 성분에 관심을 갖게 된다.

일반적으로 식물체에 함유된 성분을 분석하기 위해서는 첫 번째 식물조직으로부터 용매를 이용하여 추출물을 추출한 후 실험적 기법을 활용하여 다양한 종류의 성분을 각각 분리하고 화학적인 구조와 특성을 규명해야 하기 때문에 매우 복잡하고 힘든 과정이다. 특히 어떤 용매(예를 들면 물, 메탄올, 또는 에탄올로 추출할지, 또는 이들 용매를 어느 정도 비율로 혼합한 용매를 사용할지 등등)를 사용할지, 추출조건에 따라 같은 원료라도 추출되는 성분의 함량이나 존재정도가 달라질 수 있다.

따라서 메밀전초에 어떤 성분이 들어있는지 모두 확인하는 것은 불가능한 일이다. 그러므로 유용한 성분을 중심으로 성분분석을 하여 성분이 갖는 생물학적 기능을 살펴보고 산업적 활용성을 검토하게 되는 것이다.

또한 전초에 함유된 성분은 품종, 재배환경(토양과 기후 등) 또는 추출조건에 따라 달라진다. 메밀전초 중 3~7%로 rutin 함량의 범위가 넓은 것은 바로 이런 이유에 기인한다. Kalinova 등은 Rutin 이외에 α-tocopherol, epicatechin(녹차 중에 들어있는 성분), squalene 등이 메밀에 상당히 높은 수준으로 함유되어 있음을 밝힌 바 있다. 한편, 메밀알곡이나 메밀싹(보통메밀싹과 타타리메밀싹에서 orientin, isovitexin, vitamins B_1, B_6, ascorbic acid 등)에서의 여러 성분이 보고된 바 있으므로 이들 성분 역시 전초추출물에 함유되어 있을 것으로 보인다. Fagopyrin(0.02~0.2%), chlorogenic acid(0.3~0.5%) 등의 성분도 전초추출물에서 확인되고 있다.

메밀전초추출물의 이용

산업적으로 메밀전초추출물은 rutin을 얻기 위한 원료로 이용되고 항산화물질과 여러 가지 유익한 생물학적 효과를 확인하면서 전초추출물을 직접 건강기능성소재로 활용되기에 이르렀다. 추출물은 rutin과 관련화합물이 주요 효과를 발휘한다고 우선적으로 생각해 볼 수 있으나 위에서 언급한 바와 같이 rutin 이외에 다양한 성분이 함유되기 때문에 추출물과 순수한 rutin의 생물학적 효과는 달라져야 하며 차이가 있을 수 있다.

실제로 Hinneberg 등은 전초추출물이 순수한 rutin에 비하여 항산화능력과 자외선에 의한 지방산의 산화를 효과적으로 억제하는 연구결과를 발표한 바 있다. 당연히 rutin과 더불어 quercetin, tocopherol, chlorogenic acid, epicatechin 등이 상승작용을 일으켜 효과를 극대화 할 수 있다. 또한 rutin의 뛰어난 항산화 기능은 이미 잘 알려져 있는데 rutin을 실제 섭취할 때 흡수율은 낮거나 흡수되지 않는 문제점을 갖고 있으므로 전초추출물은 기능성에서 더욱 효과적일 것으로 예측된다.

전초추출물의 의학적 이용과 산업적 이용

동물실험을 통한 전초추출물의 생물학적 효과는 많이 보고되어 있으나 인체를 대상으로 실시한 연구는 그리 많지 않은 편이다. 그 이유는 전초추출물이 rutin의 원료로 사용되고 많은 의약품은 천연에서보다는 유기합성에 의한 생산에 비중을 많이 둔 까닭도 있을 것이다(분명한 특허를 확보할 수 있는 잇점이 있을 것이다). 최근 들어 생명공학이 대두되면서 천연물로부터 유용물질을 확보하여 의약품으로 개발하려는 연구가 활발하다.

메밀 또는 전초 등의 대표적인 효과는 약화된 모세혈관의 손상에 의한 출혈의 억제(출혈성 안구망막증)와 혈압저하기능이다. 전초추출물은 혈관의 기능저하로 손상받기 쉬운 상태를 개선한다. 독일의 Ihme 등이 실시한 연구에서는 다리의 부종을 예방하는 효과를 확인하여 보고한 바 있다. Wojcicki 등의 연구에서는 염증, 당뇨성 망막증과 동맥경화를 예방하는 데 효과적이었다. 한편 UV나 방사선에 의한 피부손상을 예방할 수 있다는 보고도 있으므로 피부보호를 목적으로 하는 기능성 제품의 개발이 기대된다.

  우리는 산소를 마시고 음식으로 섭취한 영양소를 연소하여 에너지를 얻는데 영양소는 몸안에 저장할 수 있으나 산소는 비축할 수 없으므로 생물은 끊임없이 숨을 쉬지 않으면 죽는다. 그런데 이렇게 귀중한 산소라 하더라도 몸에서 쓰임이 올바르지 않거나 신체적 화학반응이 불안전하게 되어 성질이 바뀐 산소종(활성산소라 한다)은 오히려 우리 신체의 세포를 강하게 공격하여 세포를 파괴하고 신체기능을 교란하여 여러 가지 신체적 병적 증상을 가져온다. 과잉으로 만들어진 활성산소종은 궁극적으로 당뇨, 고혈압, 암, 동맥경화, 노화 등 생활습관병을 가져오는 가장 두려운 화학종으로 인식되고 있다.

  인간은 오랫동안 자연환경에서 식량을 채취하고 자연 그대로 섭취하며 적응하여 왔으나 오늘날은 오히려 열량은 높으면서 정제된 음식을 선택한 결과로 인하여 우리 몸이 환경변화에 적응할 수 있는 필수 성분의 섭취 기회를 많이 놓치게 되었다. 이렇게 놓치기 쉬운 성분에는 비타민이나 미네랄, rutin과 같은 항산화성분등이 포함된다. 다시 말해 전초추출물의 일부 질병의 예방이나 치료의 과정은 추출물이 갖고 있는 항산화기능에 의존한다 할 수 있으나 이에 관련해서는 이미 앞에서 많이 언급된 바 있어 생략하기로 한다.

  근래 환경오염을 예방하고자 하는 운동은 사회에서뿐 아니라 실험실에서도 Green chemistry란 분야에서 적극 소개되고 있다. 최근 나노과학분야에서 인도과학자들은 금과 은의 나노입자를 만드는 과정에 요구되는 환원제로서 rutin이나 또는 전초추출물을 이용하여 의미있는 결과를 얻었다는 보고를 한 바 있다.

메밀전초의 유해성분

메밀전초는 야생에서 채취되고 그 가공과정이 알곡보다 청결함을 유지하기 어려운 점이 있다. 이런 점에서 재배 중 처리되는 농약이나, 비료, 환경오염에 의한 중금속의 축적 등이 일어날 수 있으므로 전초를 이용할 때는 이러한 외부환경에 의한 오염을 염두에 두어야 한다.

한편 내인적인 요소로 fagopyrin에 관한 문제가 있다. Fagopyrin은 메밀쌀에는 거의 함유하지 않으나, 싹이나 메밀잎에 존재한다. 전초추출물에 fagopyrin의 함량은 0.02~0.2% 수준으로 보고된 바 있다. 가축이 이를 과잉 섭취하게 되면 빛에 대한 민감도가 증가하여 광독성(Fagopyrism)을 일으킨다는 것이다. 즉, 섭취한 fagopyrin이 피부에 축적된 상태에서 태양빛을 받으면 피부에 독성반응이 나타난다. 그런데 광독성을 유발하는 빛은 자외선이 아닌 가시광선(540~610nm)이라는 것이 매우 흥미롭다. 전형적인 광독성의 증상은 노출된 피부가 핑크나 붉은 색으로 변하게 되며 강한 화상의 느낌을 갖게 하고 때로는 가려워지기도 한다. 처음에는 몇 시간 지나면 회복되나 반복되면 몇 일씩 지속되기도 한다. 그러나 메밀잎차나 샐러드로 소비되는 정도에서 광독성의 문제가 보고된 바는 없다.

파고피린(fagopyrin)은 광독성물질로서 파고피리즘(fagopyrism)이라고 하는 광독성효과의 원인물질인 하이퍼리신(hypericin)과 유사하다.

중국에서 7세기에 사람들이 조리하지 않은 메밀생잎을 먹어서 피부가려움증으로 고생했다는 문헌이 있고 13세기에는 메밀잎을 너무 많이 먹어서 피부염, 호흡곤란, 실신, 탈모 등을 일으킬 수 있다고 보고되기도 했다는 기록이 있는 것으로 알려져 있다.

그러한 독성은 하이퍼리신에 의한 것보다는 덜한데 이 독성에 의해 나타나는 증상은 털이 없는 피부가 햇빛에 노출된 뒤에 붉어지고 부풀어 오르고 염증이 생기는 것이다.

파고리신은 햇빛에 노출된 후 프로토파고리신(protofagorisin)과 그 외 몇가지 관련된 물질로부터 변환된 것이다. 메밀식물에 있는 파고피린에 관한 약간의 데이터가 있으나 인체에 대해 광독성을 일으키는 용량에 대한 정보는 알려져 있지 않다.

Ozbolt 등의 2009년도 파고피린 함량에 대한 조사 결과에 의하면 메밀겉껍질에 0.02mg/g이었으나 종실에서는 검출되지 않았다. 위 실험에서는 체중당 꽃 2.5~3g의 용량(약 2.5

~3mg의 파고피린/kg)이 건강상의 문제를 야기한 것으로 나타났다.

Kreft 등의 연구결과에 의하면 타타리메밀 종실을 찌거나 삶게 되면 파고피린이 53mg/g에서 17mg/g으로 크게 감소함을 알 수 있었다. 우리나라에서 아직 타타리메밀가루로만 국수가 만들어 지는 경우는 없는 데다가 타타리메밀가루를 일정량 혼합하더라도 국수를 삶는 과정에서 파고피린이 소실되므로 메밀국수에서 파고피린이 문제가 된 사례는 없다. 종실을 가공한 최종 제품에는 파고피린이 3mg/g 정도 남았으며 빵을 만들 경우에는 파고피린이 약간 감소할 뿐이었다.

한편 메밀잎에는 중금속을 결합하여 독성을 감소시키는 기능을 갖는 oxalic acid의 함량이 높은 것으로 보고되어 있다. 메밀잎을 씹으면 약간 시큼한 맛을 느낄 수 있는데 이것은 잎에 들어있는 oxalic acid에 기인한다고 볼 수 있다. 유리 형태의 oxalic aicd는 섭취 시 함께 섭취하는 미량원소의 흡수를 저해할 수 있다.

17. 메밀 전초를 이용한 제품

전초 타블렛

독일의 세포유전학자이자 뮌헨대학 교수인 Fredrich Zeller 박사가 2001년 세계메밀학회 참석차 춘천에 왔다. 그는 오는 길에 독일의 공항 쇼핑몰에서 건강식품 한 가지를 사 가지고 와 필자에게 선물로 주었다. 포장지를 뜯어보니 '파고루틴(Fagorutin)' 이라는 이름의 타블렛제품이었다. 메밀의 전초추출물을 동결건조하여 분말로 만든 것을 알약(타블렛)으로 찍어낸 것이다. 빛깔도 연초록빛으로 종실을 가루 낸 것과는 확연히 다른 색이었다. 파고루틴(Fagorutin)은 메밀의 속명(屬名)인 파고피룸(Fagopyrum)의 앞 글자 파고(Fago)와 루틴(rutin)을 합성한 이름이다. 번역하면 '메밀루틴' 이란 뜻이 된다. 메밀전초의 이용이 메밀잎녹차 정도로 초보단계인 우리에게 'Fagorutin' 은 신선한 충격이었다.

어느 나라 식물을 이용하는 민족 고유의 방식이 있기 마련이다. 그리고 시대에 따라 이용하는 식물의 종류와 이용방식은 변할 수

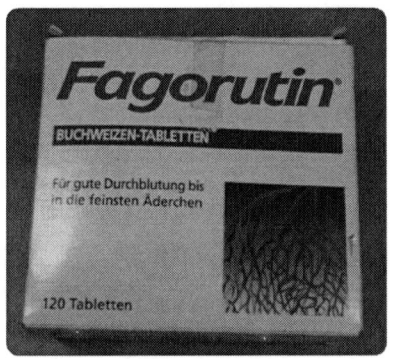

Fagorutin

있다. 독일사람들에게도 메밀의 전통적인 이용은 종실을 가루내어 여러 가지 요리를 만들어 먹는 것이었다. 그러나 파고루틴(Fagorutin)은 일찍이 메밀잎과 줄기 등 전초의 효용성을 인지한 그들이 이용하기 편리한 형태로 상품화하여 세계시장에 내놓음으로써 메밀이용의 새로운 시도와 선진화에 모범적 사례가 되고 있다.

파고루틴(Fagorutin)의 사용안내서에 기재된 주요 내용을 소개하면 다음과 같다. '파고루틴'은 메밀정제로서 전통적으로 사용되어 온 자극성이 없는 약품이다. 배합성분은 1정의 내용물에 약제로 효과가 있는 성분으로 메밀 약초(*Fagopyrum esculentum*)500㎎, 트록세루틴 300㎎, 기타 성분으로 소르비톨(소르빈산), 실리시움 디옥시드, 마그네슘 스테아라트, 카르복시메티셀룰로즈 나트륨, 탈쿰(분말활석), 셀룰로즈아세타트플탈라트(플탈산), 디틸플탈라트, 색소 141, 피마자유(아주까리기름) 등이다.

'파고루틴'의 적용범위(효능)는 정상적인 모세혈관내 투과성 유지, 정상적인 모세혈관 탄력성 유지, 정맥과 동맥의 강화, 유전적이나 직업적으로 걸리기 쉬운 정맥질환의 예방(저항력 강화) 등이다. 복용량과 횟수는 성인의 경우 1일 3회에 걸쳐 2정씩 식사 전에 액체성분과 함께 한번에 또는 깨물어 복용한다. 복용기간은 비교적 오랫동안 규칙적으로 복용할 것을 권한다.

부작용에 대한 경고는 매우 드문 경우지만 과도한 복용(매일 10g이상의 메밀약초 - 이것은 '파고루틴' 20정에 해당함)하면 태양열에 의한 피부 홍반이 나타날 수 있다는 것이다.

'파고루틴(Fagorutin)'의 사용설명서에는 또한 다음과 같은 루틴에 관한 건강정보도 기재되어 있다.

"혈관들이 기능을 발휘하고 탄성을 유지할 수 있는 다양한 가능성이 있다. 규칙적인 운동, 비만과 흡연으로부터 벗어남, 발에 맞는 신발 착용 그리고 차거나 또는 따뜻한 발목욕으로도 충분한 도움이 되기도 한다. 하지만 자연요법의 도움을 받는 것이 권장할 만한 가치가 있다. 메밀 식물의 약효가 놀라운 가치를 인정받는다. 혈관의 활기를 일으키는 루틴성분(rutin)을 지닌 메밀 약초는 혈관의 새는 구멍을 막아주고 혈관의 취약성을 감소시키며 모세혈관까지도 영향을 미친다. 그 모세혈관내에서의 물질대사와 유동성을 정상적으로 유지시켜 준다."

젤러씨의 선물은 학회 전시장에서 전시되는 동안 많은 사람들의 시선을 끌었다. 그것은 일반인의 단순한 호기심을 충족시키는 정도에 그치지 않고 세계의 메밀과학자와 업계의 기술자들에게는 새로운 상품 개발의 아이디어를 제공하는 것이기도 하였다. 그래서 우리도 아이디어는 갖고 있었지만 구체적으로 개발에 이르지 못한 과제들에 대해 적극적인 개발의지를 갖고 실행에 옮기게 되는 계기를 마련하게 되었다.

박철호 교수도 보통메밀종자를 파종하여 3~4주 정도 자란

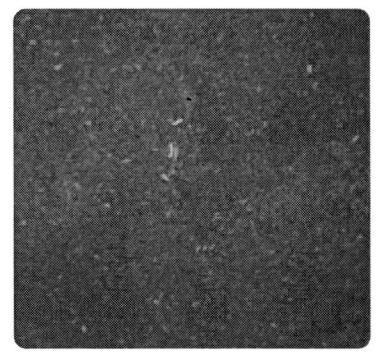 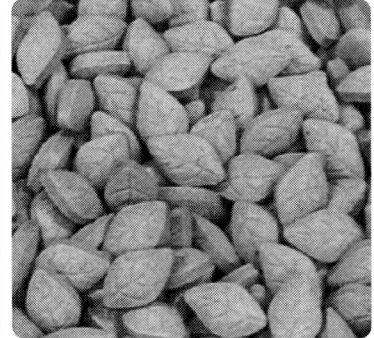

보통메밀순 분말　　　　메밀순 분말 타블렛

메밀순을 동결건조하여 가루를 낸 뒤 나뭇잎 모양의 타블렛으로 만들어 시제품으로 개발하였다.

메밀꽃차

젤러씨의 선물을 계기로 우리가 주목하게 된 것은 메밀꽃이다. 메밀꽃은 이미 우리에게 매우 친숙한 무형의 '브랜드'이다. 소설가 이효석의 대표작인 「메밀꽃 필 무렵」의 대중적 인지도 덕분에 메밀꽃은 다른 어떤 작물의 꽃보다 이미지가 강한 꽃이라고 할 수 있다. 그런 이미지의 상품화를 위하여 미리 등록해 놓은 '메밀꽃'과 관련된 단어의 도메인이 꽤 많이 있다. 그런데 메밀꽃을 원료로 한 건강식품 및 관광특산품의 개발은 이제 시작 단계라고 할 수 있다.

메밀꽃에 가장 많이 함유된 루틴을 섭취하기 위한 방법으로 우리는 메밀꽃차를 개발했다. 메밀꽃이 달린 화경을 따 모아 햇볕에 잘 말린 것을 주전자에 넣어 중불에서 5분 정도 끓였다. 그것이 메밀꽃차이다. 볶은 보리를 물에 넣고 끓여 마시는 보리차와 같이 차를 만드는 것은 아주 간단히 할 수 있다. 물이 끓는 온도에서 루틴 성분이 파괴되지 않을까 염려했는데 차를 달인 후 메밀꽃차의 루틴을 분석한 결과 396㎎/100g 가량의 루틴이 여전히 함유되어 있었다. 그래서인지 달인 꽃차는 노란색을 띠었고 마시고 난 뒤에는 녹차보다 더 강한 고미^{苦味}를 느낄 수 있었다. 특별한 향은 없었지만 녹차나 우롱차를 마셨을 때처럼 입안이 개운함을 느낄 수 있었다.

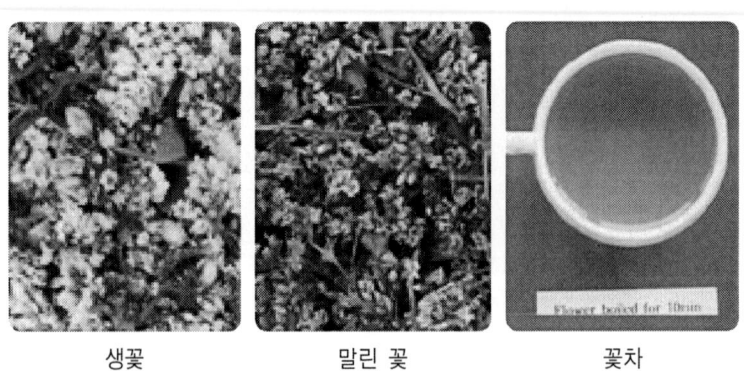

생꽃　　　　　　　　말린 꽃　　　　　　　　꽃차

우리는 이러한 실험결과를 2000년 국제메밀학회에서 발행하는 학술지에 세계 최초로 발표하였다. 그리고 메밀에 관심이 있는 사람들을 만나면 메밀꽃차에 대한 자세한 설명을 해

주었다. 산업화에 뜻이 있는 사람이면 누구나 시도할 수 있도록 지금까지 특허권 등 어떤 제한조치를 하지도 않았다. 가정에서도 손쉽게 차를 달일 수 있기 때문에 허브차처럼 평소 메밀 개화기에 꽃을 따서 잘 말려 모아두었다가 수시로 끓여 마시면 되는 것이다.

우리는 티백(tea bag)에 담아 상품화하는 것도 시도해 보았지만 티백에 말린 메밀꽃 분말을 넣었을 때는 말린 메밀꽃을 보리차처럼 직접 끓였을 때보다 말린꽃의 내용물이 덜 우러나는 점 때문에 권장할 만한 것이 못되었다. O식품에서 '메밀꽃차'라고 티백에 넣어 사용하는 제품을 만들어 시판한 적이 있는데 그 제품에는 순수하게 메밀꽃만 들어있는 것이 아니라 말린 메밀잎이 더 많이 섞여 있는 메밀녹차의 일종이었다. 메밀꽃만의 순수한 맛을 즐기기 위해서는 메밀꽃만 따서 말린 것을 허브차나 보리차처럼 포장하여 판매하는 것이 더 바람직하다. 혹시 메밀꽃차에 인체에 해로운 다른 성분이 있어 부작용은 없을까 우려하는 사람이 있다면 그 꽃이 지고 생기는 메밀종실을 식품으로 이용해 온 점을 생각해 보라고 조언하고 싶다. 그렇게 생각하면 충분히 안심할 수 있다. 실제로 아직까지 메밀꽃에서 유해한 성분이 검출된 적은 없다.

최근에 어떤 사업가가 메밀을 재배하는 농민으로부터 꽃만 사들여 말린 것을 국내 전통찻집에 차원료로 판매하고 있다는 풍문도 들린다. 더 많은 사람들이 메밀꽃차에 관심을 가지고 투자를 해서 세계적으로 유명한 브랜드 차로 키워갔으면 좋겠다. 메이드 인 코리아(Made in Korea) '파고플라워티(Fagoflower Tea)'의 신상품 출시를 기대해 본다.

18. 메밀과 화장품

 메밀을 이용한 화장품으로 최근 한의사인 신광호 박사가 메밀의 미백효과 기능을 살려 건식팩을 제조, 출시^{出市}한 바 있다. 이에 신광호 박사의 이야기를 소개한다.
 "이효석 선생님의 메밀꽃 필 무렵이란 소설을 읽던 고등학교 시절 메밀이 가지는 문화적인 가치는 단순한 대입시험의 가치를 넘지 못했다. 그러나 한의사가 되어 한의학을 가지고 살다보니까 메밀의 가치는 한국의 문화에서 특히 강원도의 문화에서 상당히 의미 있는 자원이라는 점을 새삼 느끼게 되었다.
 없어서 못 먹던 우리의 할머니 할아버지 세대에서의 메밀음식의 구황 목적의 역할은 아마도 훨씬 절실했을 것이다. 그러나 이러한 구황작물이 지금은 건강식품으로 역시 한 역할을 하고 있으니 그것은 너무 기름진 음식을 많이 먹어서 발생하는 과영양 상태에서 현대인을 구해줄 수 있는 전혀 다른 의미의 구황 역할을 아직도 하고 있다는 점을 느끼니 세상의 돌고 도는 이치는 메밀에도 있다는 것을 확인한다.
 메밀을 본초강목에서 찾으면 교맥^{蕎麥}이라는 한약명으로 접근할 수 있다. 메밀은 그 맛이 달고 평이하며 찬 성질이 있으며 독이 없다고 한다. 위와 장을 충실하게 하며 기력을 증진하고 정신을 잇도록 하고 오장이 더렵혀지지 않도록 단련시키며

밥을 만들어 먹으면 납의 독을 제거하는 데 매우 좋다. 메밀을 가루 내어 식초에 개어 소아의 단독으로 발적되어 부종이 발생하고 열이 나면서 창상이 발생한 피부에 바르면 효과가 있다. 메밀은 기를 끌어내려 관장을 시킬 수 있으며 복부의 적체를 없앨 수 있고 열로 인하여 붓고 떨리며 통증이 발생하는 질환을 해소시킬 수 있다. 여성의 대하 및 남성의 소변이 희게 나오는 증상을 치료할 수 있다. 비장종대로 인하여 설사가 발생할 경우 설탕물에 메밀을 개어 볶아 2돈을 먹도록 하면 치료할 수 있으며 이질을 치료할 경우 검게 볶아서 따뜻한 물과 함께 복용한다. 이렇게 복용하면 교장사에도 효과가 있다.

이렇게 보면 메밀은 다양한 질환에 좋은 효과를 낼 수 있는 구급약이 될 수 있는데 이중에서 피부의 질환을 치료하는 내용이 있다는 점에서 메밀이 가지는 효과를 미루어 짐작할 수 있다. 사실 곡물 가루는 대체로 피부에서 진정효과 및 해열효과를 가지고 있어서 팩의 재료로 선택할 수 있으며 그 효과도 많은 사람에게 경험되고 있으니 메밀도 당연히 효과가 있을 것이라고 추정할 수 있다.

그러나 메밀에는 루틴성분이 많이 함유되어 있는데 이 성분은 항히스타민양 작용을 할 수 있는 성분이다. 이것은 피부의 가려움증을 완화시키면서 피부 모세혈관의 삼투율을 떨어뜨려 피부혈관이 열로 인하여 부종이 발생하고 염증이 진행되는 현상을 억제하는 약리적인 효과가 있다는 뜻이다. 그런데 피부에 외용하는 처방으로 활용했다는 기록으로 보아 중국의 명나라 때에 이미 메밀의 피부적용을 경험했다는 점에서, 당시 매우 세심하고 현명한 메밀 문화를 형성하고 있었으며 정확하게 그 효과를 보고 있었다는 점에서 한의학적으로 경이감을 느낀다. 따라서 일반 곡물에 비하여 메밀은 피부의 진정효과가 매우 높다는 반증이 될 수 있으며 특히 가려움증을 완화시키는 데 있어서 탁월하고 나아가 피부가 민감해진 경우의 진정에 특출한 효과를 기대할 수 있다.

이는 한방 문화에서 메밀을 입으로 먹는 방법으로 활용하는 차원으로부터 피부질환에 외용하는 문화는 이미 오래전부터 기록될 정도로 실생활에서 많은 역할을 했으며 현대과학에 비추어 보건대 비교적 정확하게 활용하고 있다는 증거를 또 한 번 확인한 셈이다.

문제는 어떻게 편안하게 이것을 실생활에서 활용하는가에 달려 있으며 어떻게 상품화시켜 생활문화에서 필요한 존재로 인식하게 하는가에 있다. 이러한 문제가 해결되어야 서구문화에 젖어서 병 들어가는 민중의 삶을 전통적인 문화를 발전시키고 계승시키면서 건강에 도움을 줄 수 있는 시너지 효과를 함께 기대할 수 있는 것이다. 이것을 위하여 다양한 시도를 해 보았으며 그 중에서 가장 효율적인 방법이 부직포에 코팅하여 사용 시에 물에 적셔서 얼굴에 팩을 하는 방법이다.

요즘 다양한 미용팩이 시중에 유통되고 있는데 이 유통되는 팩 중에서 얼굴에 부착시키는 팩은 습식으로 포장을 뜯어서 얼굴에 부착시키는 편리한 형태로 되어 있다. 이것이 어떻게 보면 더 효과적인 상품인 것 같지만 함유된 액체 성분에는 알코올이나 방부제가 함유되어 있어서 도리어 민감한 피부의 경우에는 피부에 자극을 주며 부작용을 유발시킬 가능성이 높다는 것이 단점이 될 수 있다.

메밀을 이용한 팩에는 이러한 방부제나 알코올 및 피부에 자극을 주는 성분을 넣지 않고도 건조시킨 상태이기 때문에 인습만 되지 않는다면 장시간 보관할 수 있으며 같은 효과를 도출시킬 수 있는 효과적인 팩임을 밝혀준다. 특히 메밀의 피부 진정효과 및 미백효과를 유도할 수 있으며 함께 함유된 유황이나 알로에 등의 성분으로 피부를 맑고 깨끗하게 관리해준다.

또한 곡류 가운데 유일하게 메밀에만 다량 함유된 루틴은 비타민 C와 결합되어 콜라겐을 형성하므로 메밀과 비타민 C가 풍부한 레몬, 생열귀 등의 식품을 혼합하여 '먹는 화장품'의 개발도 시도되고 있다.

19. 타타리메밀(쓴메밀)의 특성과 이용

타타리메밀이란?

메밀의 종(species)에는 재배종과 야생종을 포함하여 20여종이 지구상에 분포되어 있다. 재배종에는 보통메밀(단메밀)과 타티리메밀(달단메밀 또는 쓴메밀) 두 종이 주류를 이루고 있다. 우리나라에 도입되어 지금까지 재배, 이용된 것은 단메밀(sweet buckwheat)이며 보통종이라고 불리어지기도 한다. 학명으로는 파고피룸 에스컬렌텀(*Fagopyrum esculentum* Moench.)이다. 반면 타타리메밀(bitter buckwheat)은 중국, 네팔 등지에 많이 자생하거나 재배되는 종으로서 달단종이라고 한다. 학명은 파고피룸 타타리쿰(*Fagopyrum tartaricum* Gaertn.)이어서 타타리메밀(쓴메밀)이라고도 한다.

달단(tartary)이란 이름은 역사적으로 몽고고원의 모든 부락의 이름에 붙여진 것이었다. 서양사람들은 몽고 각 부족과 중국 북방의 여러 민족을 달단이라고 불렀으며 현재는 러시아 내 일부 민족을 지칭하는 민족명칭이 되었다. '달단소바'에서 '달단'은 타타르의 한자표기로서 몽고민족 중 일부족의 이름을 가리킨다. 현재 달단족은 중국 소수민족으로서 여러 지역에 약 4,800명이 거주하고 있다. 그 민족이 귀중한 영양원으로서 메밀을 재배하여 이용하게 되었다고 하는데 정설은 아니다.

전 세계에서 수집된 보통메밀의 유전자원 5,976점 가운데 56%인 3,344점이 아시아에서 수집되었고 타타리메밀은 1,247 수집종 가운데 96%인 1,202점이 아시아에서 수집되었다. 그만큼 달단종의 기원지는 히말라야산을 중심으로 한 아시아의 산악지역이라고 볼 수 있다.

보통메밀과 타타리메밀은 여러 가지 면에서 서로 다른 점을 가지고 있다. 우선 수정양식부터 다르다. 보통메밀은 타가수정 식물인 반면 타타리메밀은 자가수정 식물이다. 식물체의 성상, 종자의 모양, 수량 등 유전형질이 다르고 품질도 타타리메밀이 보통메밀에 비하여 루틴 함량이 알곡의 경우 80~100배 정도 높고 쓴맛이 강하며 약성이 더 좋은 것으로 알려져 있다.

우리 속담에 "입에 쓴약이 몸에 좋다"는 말이 있어서인지 실제 성분은 잘 몰라도 쓴메밀이니까 몸에 더 좋을 것으로 기대감을 갖게 된다. 이 쓴메밀은 그냥 마른 분말로 맛을 봐서는 쓰다는 느낌이 들지 않는데 물에 개어 반죽을 할 때처럼 쓴메밀가루가 물을 만나면 쓴맛을 낸다.

오늘날 타타리메밀의 주산지는 중국이며 남서부와 북서부의 산악지대에서 주로 재배되고 있다. 타타리메밀도 영양이 풍부하고 단백질 함량(12%)이 높으며 지방 함량도 높다(3.9%). 지방산은 올레인산과 리놀산이 전 지방산의 80%를 차지한다. 타타리메밀은 10종 이상의 미네랄을 함유하는데 특히 칼륨, 마그네슘, 아연이 다른 곡물에 비해 많이 함유되어 있다. 루틴은 물론 암세포 증식을 억제하는 약리물질도 함유되어 있다.

이와 같은 특성 때문에 건강식품의 주요한 소재가 되고 있으며 각종 타타리메밀상품이 개발되어 이용되고 있다. 타타리메밀 마카로니는 어린이의 지능발달과 성장에 양호하며 혈중 지질당콜레스테롤 농도를 낮추고 고혈압, 당뇨병, 동맥경화의 예방과 치료에 효과적으로 사용된다. 타타리메밀은 상처나 피부병을 치료하는 효과도 있는 것으로 알려진다. 그 밖에 차, 비스켓 등을 포함한 다양한 타타리메밀식품이 국제메밀학회를 할 때마다 학회장에 전시되곤 하는데 우리의 보통메밀 가공상품보다 용례와 상품의 종류가 훨씬 다양한 것을 알 수 있다.

중국의 이(Yi)족은 타타리메밀에 관한 많은 민족식물학적 자료를 가지고 있다. 그것은 그만큼 Yi족이 타타리메밀을 주식으로 사용했다는 것을 의미한다. 제물로 메밀음식을 바치고 혼례 및 장례에도 메밀을 사용하였다. 즉, 혼례 때는 신부의 부모들이 딸을 위해서 타타리메밀쌀과 달걀로 음식을 준비한다. 장례식에서는 메밀케이크의 가운데에 구멍을 뚫어 막대를 끼워 구운 다음 막대로 케이크를 들어올린다. 타타리메밀팬케이크는 조상에게 제물로 바쳐지기도 한다. Yi민족의 민요 중에 "어머니는 인류 중 가장 위대하고 타타리메밀은 작물 중에서 가장 오래 되었다"는 노래가 있을 정도로 타타리메밀이 Yi민족의 정신세계에서 비중이 큰 식물임을 알 수 있다.

타타리메밀로 식사, 스프, 음료, 팬케이크 등을 만들어 먹었으며 메밀술을 빚기도 했다. Yi족은 껍질을 깐 타타리메밀 종실을 끓는 물에서 반정도 익을 때까지 조리하고 대나무 필터로 거른 다음 삶은 종실을 누룩과 혼합하여 술을 만들기도 하였다. 혼합물은 항아리나 포트에 넣어 따뜻한 곳에 놓아두고 한겨울에는 솜이불로 싸서 4~5일 발효시킨 다음 잔에 따라 마셨다.

최근에 우리는 타타리메밀의 종실과 전초를 포함한 전 부위를 건강식품 또는 약품원료로 이용하기 위하여 타타리메밀의 육종, 재배, 가공에 전념하고 있다. 우리나라는 타타리메밀의 종(種)자원이 없기 때문에 50종 가까이 되는 유전자원을 해외에서 도입하였다. 그것들 중에 우리 환경에 잘 적응하고 생산성과 이용성이 높은 타타리메밀을 우리 농업의 신소재로 개발하고자 하는 목적을 가지고 연구하고 있다.

타타리메밀의 식물학적 특징

타타리(달단)메밀은 최근 고혈압 등 현대병에 시달리는 사람들에게 건강식의 하나로서 각광을 받고 있다. 타타리메밀은 식물학적인 측면에서 보면 손메밀국수를 만드는 보통메밀의 친척으로 종형제나 이종형제와 같은 것이라고 말할 수 있다.

타타리메밀은 이제까지 우리나라에서 재배된 역사는 없으나 세계적으로 보면 분포가 넓은 농작물이다. 이 타타리메밀의 주

재배지는 히말라야의 에베레스트 주변의 고산지대라 볼 수 있다.

네팔어로 파아파루는 메밀, 미토는 달다 또는 맛있다, 치토는 맵다 또는 쓰다라는 의미이므로 미토파아파루는 보통메밀, 치토파아파루는 타타리메밀을 지칭한다. 카투만두의 에베레스트 길거리의 높은 곳에서는 산을 오르면 오를수록 타타리메밀뿐이었다. 그 주변의 소르군브지역에서는 보통메밀은 없고, 치토파아파루 즉, 타타리메밀이 주를 이루고 있는 것을 볼 수 있다.

자식성의 메밀

보통메밀도 타타리메밀도 마디풀과에 속하는 근연식물이지만 양자의 식물학적인 차이 중 가장 큰 것은 전자가 타식성, 후자가 자식성이라는 점이다. 보통메밀은 암술이 수술보다 긴 장주화와 암술이 수술보다 짧은 단주화가 있으며, 각각은 다른 개체에 있어서 형태가 다른 꽃들과 수정한다. 타타리메밀은 어떠한 꽃도 수술과 암술의 길이가 같으며 자가수정 한다.

타타리메밀의 꽃잎은 작고 색은 옅은 녹색 또는 황색, 핑크 등 여러 가지가 있으나 어떠한 것도 크게 눈에 띠지는 않는다. 충매로 수정하는 보통메밀과 같이 벌레를 불러들일 필요가 없기 때문이라고 이해해 두어도 좋다. 영어로는 그린메밀이라고 불리는 것도 흰 빛의 꽃잎이 크게 눈에 띠지 않고 녹색의 꽃받침이 커서 화경부분도 전체적으로 녹색을 띠는 데서 연유한다.

종실

보통메밀은 삼각마름모형(정육면체)을 하고 있는 것에 비해서 타타리메밀은 보리나 쌀과 같은 둥근형을 하고 있다. 보통메밀을 곡(殼)이라고 불리는 부분(과피)이 벗겨지기 쉬우나 타타리메밀은 벗겨지기 어렵다.

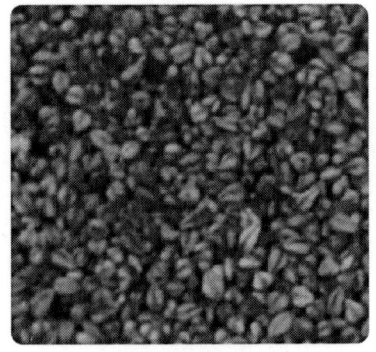

타타리메밀종자

잎

잎의 형태를 보면 본엽은 심장형인데 위로 갈수록 무뎌지는 것이 보통메밀과 동일하다. 일반적으로 잎이 조금은 얇고 부드러우며 표면에 털이 거의 없다. 또한 초장은 타타리메밀이 보통메밀의 1.2~1.3배정도 큰 것이 많다.

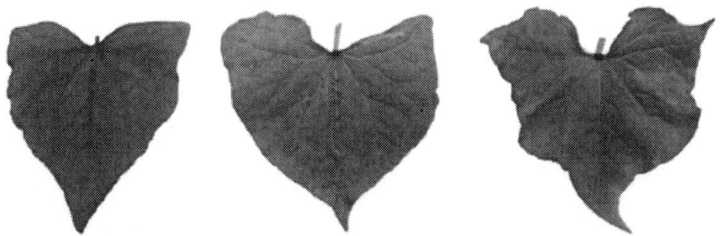

메밀잎의 비교 : 보통메밀(좌), 타타리메밀(가운데), rice-type타타리메밀(우)

기원과 전파

메밀속의 주요한 것으로는 보통메밀과 타타리메밀, 숙근메밀의 3종이 있으나 이들은 중국 남서부의 귀주, 사천, 운남 주변의 산악지대에서 기원하였다고 추정하고 있다. 그 중에서 타타리메밀은 시베리아, 인도북부, 네팔, 부탄, 중국북부, 동북부, 캐나다, 아메리카 등에 분포하고 있으나 자식성이므로 야생으로 남아있어 보통메밀보다도 상당히 넓은 범위에 분포하고 있다. 그러나 기원지의 중국남서부로부터 이러한 지역에로의 전파의 경위에 대해서는 보통메밀보다 더욱 알기 어렵다.

예를 들어 구대륙 중에서 가장 새롭게 전파되어 기록도 남아 있어야 할 유럽에서조차 명확하지 못한 실정이다. 1730년대에 유럽의 몇몇 식물원에서 수집되어 대체로 그 당시에는 잡초로서 종자가 보통메밀에 섞여 전파되고 환경이 불량한 지역에서 타타리메밀만이 생육하고 재배된 것이 아닐까 하고 추정한다. 유럽에는 보통메밀보다 2, 3백 년 정도 늦게 전해진 것이다. 또 당시는 유럽의 한랭과 식량위기의 시기와 맞물려 개척지에 재배되게 된 것으로 추정된다.

그러면 최근의 수십 년 동안 어느 정도의 취급을 받아온 작물일까? 몇 가지의 사례를 들어보자.

유럽의 룩셈부르크 서북부의 이스레크라는 지역은 18세기에 개척된 곳으로 지금도 재배되고 있으며 타타리메밀 축제가 개최되기도 한다. 그러나 다른 나라에서는 지금은 거의 남아 있지 못하고 있다. 슬로베니아의 경우에는 25년 정도 이전까지는 보통메밀의 밭에 20%까지는 혼입해 있어도 무해한 것으로 되어 있었으나 현재는 혼입을 거의 볼 수 없다.

러시아에서는 시베리아메밀이라고 불리며 자식성의 보통메밀을 육성하기 위하여 양종의 교잡 연구가 성행한 일이 있었으나 지금에 와서는 그 그림자도 볼 수 없다고 말한다. 또 캐나다의 동부에는 유럽으로부터 도입된 사료작물로서 왕성히 재배되고 있었으나 최근에 여기에서도 잡초 취급을 받고 있고 재배기술보다는 방제연구가 왕성히 행해지고 있다.

현재 가장 생산량이 많고, 재배, 육종, 이용의 전면에 걸쳐 연구에 힘을 기울이고 있는 중국에서조차도 정부에 의해 한때 재배금지령이 나온 시기가 있었다고 전해지고 있다.

재배지의 분포와 환경

네팔에서는 남부에 넓은 페라이평원을 제외하면 대부분의 지역에서 보통메밀과 타타리메밀이 재배되고 있으나 지역에 따라서 그 비율은 크게 다르다. 동부에서는 보통메밀이 거의 재배되고 있지 않으나 몬순지대의 서단에 가까운 부분에서는 개화기의 비가 곤충의 행동을 억제하고 수분을 방해하는 것이 큰 요인의 하나로 생각된다.

중국의 타타리메밀의 재배지는 운남, 사천, 귀주, 티벳과 감숙甘肅, 섬서陝西, 산서山西성 등에서 표고 1,500~3,000m의 표고가 높은 지대의 추운 지역에 분포한다. 보통메밀이 감서성의 산악부를 경계로 하여 북쪽에 많이 분포하는 것에 비해서 타타리메밀은 그보다 남쪽에 많다. 이것은 네팔의 경우에서도 언급한 것처럼 재배기간 중 강우와의 관계가 크지 않을까 추정된다.

재배기술

타타리메밀은 보통메밀보다 야생에 가까운 것으로 재배도 간단하다고 생각할 수 있지만 그렇지 않다. 이하의 2가지 점은 보통메밀에서도 재배상의 어려운 점이지만 타타리메밀에서는 더욱 주의를 요하는 사항이다.

병해와 충해의 종류는 보통메밀과 큰 차이는 없고 흰가루병 및 갈반병(갈문병) 등 보통메밀과 같은 병에 걸리지만 보통메밀보다 병에 약하다. 또 발아초기는 보통메밀보다 상당히 늦고 또한 뿌리를 자르는 벌레가 많다. 따라서 밭은 충분히 갈고 심경해서 만들 필요가 있다.

한 가지 더 수확 시 문제가 되는 것은 무한신육성無限伸育性의 정도가 보통메밀보다 왕성한 점과 탈립성이 크기 때문에 수확 시기의 결정이 어렵다는 점이다. 이것은 수량성 및 식량으로서 이용할 경우의 품질에 영향을 미칠 뿐 아니라 종자로 이용하는 경우에도 적지 않은 영향을 미친다.

타타리메밀과 보통메밀의 생육 및 수량 특성

구분	타타리메밀($F.\ tataricum$)	보통메밀($F.\ esculentum$)
수확기의 립중(g/주)	1.65	0.41
수확기의 건물중(g/주)	4.6	2.1
수확지수	39.6	19.5
1차 측지수(개)	5.0	2.0
생육기간(주)	15~16	10~12
출현일(일)	6	6
파종 16일 후 발아율(%)	48	86
초엽전개일(일)	17	12
개화일수(일)	42	31
착립일수(일)	54	42
수확기의 주당 립수(개)	102	19

품종

지금까지 타타리메밀의 역사가 추측된 것과 같이 타타리메밀은 다른 주요 곡물과 같은 근대적인 육종의 경위는 극히 짧다. 그러나 넓은 지역에서 재배되어 왔기 때문에 각각의 환경조건에 적응한 재래품종이 다수 존재한다.

네팔의 국내로부터 수집된 94종의 재래품종을 메밀의 색과 형태로 분류하면 지역에 따라 출현빈도가 다르게 나오며 동네팔과 중서부네팔에서는 회백색장립형과 회백색단립형이 대부분으로 양지역에서 모두 표고가 2,000m이하에서는 길고 표고가 높아질수록 단립형이 많아진다. 서네팔에서는 표고에 관계없이 단립형은 10%이하로 대부분이 회백색장립형이다. 흑색장립형은 동과 중서부의 2,500~3,000m에서 보여지지만 서네팔에서는 3,000m이상에 보여진다.

　립형의 차이는 가장 알기 쉽기 때문에 농민은 품종의 조만성 및 맛 등을 품종의 특징을 나타내는 데 이용한다. 그외 익립형翼粒型은 농민들이 잡초로 인식하고 있다.

　타타리메밀이 단일식물이라는 것은 보통메밀과 동일하며 더위에 약하고 추위에 약한 작물이다. 그 때문에 만상晩霜과 초설初雪을 피해서 재배되고 위도와 표고에 의해서 큰 틀(재배특징)이 정해진다. 즉 고위도일수록 단일반응성이 약한 것이 분포하며 표고가 높은 곳도 단일반응성이 약한 것이 분포한다.

　그러나 실제로 타타리메밀이 재배되는 곳은 계곡 사이와 같은 곳으로 소지역으로 보면 앞에서 이야기한 큰 틀은 반드시 법칙적으로 들어맞지는 않는다. 타타리메밀의 수량은 자식성으로 수정되지 않는 꽃이 전혀 없거나 있어도 매우 적은 만큼 보통메밀보다도 일반적으로 많이 수확된다고 이야기되고 있다. 하지만 필자 등은 타타리메밀과 보통메밀 20여 품종을 공시한 재배시험에서 국내의 시험 및 네팔의 시험 모두 타타리메밀이 보통메밀에 비해 1.5배에서 2배 남짓의 수량을 내는 것을 알 수 있었다.

신품종의 육성

중국에서는 지역의 농업기술연구소에서 각각의 지역에 적합한 장려품종이 이미 육성되어 있다. 구강고교^{九江苦蕎}, 서교1호^{西蕎1號}, 천교1호$^{川蕎 1 號}$, 유6-21$^{楡6-21}$, 봉황고교^{鳳凰苦蕎} 등이 있고 선발육종, 감마선조사, 개체 또는 재래품종 간의 교배를 주로 하는 방법이 계속되고 있다.

일본에서도 구소련으로부터 입수한 재래품종의 선발로 북계1호$^{北系1 號}$가 북해도 전 지역에 적합한 품종으로 육성되었다. 먼저 보급된 중국의 장려품종은 1,000립중이 20~22g으로 립이 크지만 북계1호는 16g정도로 소립이다.

타타리메밀의 기능성 및 이용성

얼마전까지 일반적으로 육십육세 이상을 고령자로 칭하였다. 그 경우 인구비율이 7%이상 14%미만을 고령화사회라 하고 14%이상을 고령사회라고 정의한다. 최근의 통계에 의하면 우리나라의 고령자 인구는 세계에서도 예를 볼 수 없는 빠른 속도로 고령사회에 돌입하고 있다. 이러한 배경으로부터 식품에 대해서는 〈맛〉이외에도 건강기능의 해명이 절실하게 요구되고 있다. 그 중에서도 메밀은 근년 미묘한 맛에 더하여 건강에 대한 요인이 다수 밝혀져 주목되고 있다. 이에 루틴 함량이 상당히 높은 타타리메밀의 기능성에 주목하지 않을 수 없다.

농촌진흥청 고령지농업연구센터에서 2009년 보통메밀에 비해 루틴함량이 70배 이상 많고 종자 수량도 20% 이상 높은 타타리메밀 품종 대관3-3을 개발하였다.

또한 타타리메밀의 루틴을 노화된 피부에 처리하여 항당뇨, 암발생 억제 및 노화방지 등 세포활성화 촉진과 관련된 'Sirt1' 유전자의 활성도가 크게 증가한 결과도 얻어 천연의약 신소재 개발의 가능성을 보고하였다.

타타리메밀과 보통메밀의 영양성분 특성 비교(100g 중)

항목	타타리메밀(F. tataricum)	보통메밀(F. esculentum)
수분(%)	9.5	13.5
단백질(g)	9.7	12.1
지질(g)	3.0	3.1
회분(g)	1.5	1.8
탄수화물(g)	73.5	68.5
열량(kcal)	360	363
나트륨(mg)	0.2	2.0
칼슘(mg)	17.9	17
철(mg)	3.0	2.8
칼륨(mg)	405	410
마그네슘(mg)	173	190
아연(μg)	2,280	2,400
루틴(mg)	1,400	15
퀘르세틴(mg)	3.4	-

타타리메밀의 전통적 이용

중국의 타타리메밀도 보통메밀과 요리 방법은 찐만두, 건면 등 여러 가지가 있다. 가장 일반적인 것은 건면으로 건강식으로서 노점에서도 팔며 서서 먹는 메밀국수 가게에도 많은 사람이 모인다. 그러나 이것은 상당히 쓴맛이 있다. 인스턴트죽의 방변죽은 손쉽게 타타리메밀죽을 만들 수 있다. 타타리메밀차는 향이 좋고 대단히 맛이 있다.

또한 제조가공 중에는 고량주를 기본으로 타타리메밀과 생약을 섞어 좋은 술을 만들 수 있으며 검은 식초의 원료로도 이용할 수 있다. 네팔에서는 잎을 샐러드처럼 먹는 것은 타타리메밀이 많은데 이것은 잎이 더 부드럽기 때문이다.

최근 우리나라에서도 타타리메밀을 재배하고 싶어하는 사람들이 증가하고 있어 재배에 대하여 물어오는 일이 종종 있다. 특히 언제 파종하면 좋은가 하는 질문이 가장 많다.

타타리메밀은 늦서리로부터 첫서리의 사이라면 우리나라의 어디에서도 재배가 가능하다. 어디에서 어떠한 종자를 들여 와 파종하였다 할지라도 보통메밀과 같은 재래의 것과 교잡해서 재래품종을 망치는 일이 없기 때문에 작물의 재배 가능한 기간 중 어디서든 생산이 가능하다. 단 경험자에 의하면 삼각주 같은 사질토가 상대적으로 다수확 생산에 유리하다고 한다.

곡식 전체를 먹는다

인류의 주식인 쌀과 밀은 배아부분을 제거하고 먹고 있지만 메밀은 전립식全粒食의 대표로서 알곡의 전체를 먹음으로써 건강효과가 기대된다.

먼저, 아미노산가가 높은 것을 들 수 있다. 지방 및 당질과 함께 3대 영양소이고 신체를 제어하는 일련의 효소 및 근육 등을 만드는 단백질은 20종류의 아미노산으로부터 구성되고 있다. 단백질의 공급원으로서 육류가 대표적이지만 육류는 단백질과 동시에 섭취되는 지방이 생활습관병의 원인이 되고 있다.

여기서 식물성단백질이 풍부한 콩을 이용한 식품이 귀해지고 있지만 밥, 빵 등 주식으로 섭취하는 것이 이상적이다. 그러나 우유를 100이라 하면 밥의 단백질은 약 60%, 빵에는 최대 40%정도 밖에는 이용되지 않는다. 아미노산 20종류 내에 12종류는 여분의 아미노산의 원료로서 체내에서 변환하고 보충하는 것이 가능하다. 그러나 두 종류는 인체 내에서 만들어지는 것이 불가능하고 주로 식물 유래의 식품으로부터 섭취되는데 곡류에는 이중에서도 라이신의 부족때문에 단백질이 완전히 이용되지 못하는 이유이다. 이에 비해 전립을 먹을 수 있는 메밀에는 라이신이 풍부히 함유되어 있어 단백질이 90% 이용될 수 있다. 옛날 산중 수행자의 휴대식으로 메밀가루를 가지고 입산했다고 하는데 그것이 양질의 단백질을 함유한 메밀이 생활속에서 많이 이용되었다는 하나의 증거가 아닌가 생각된다.

비타민류에서 특징적인 것은 나이아신의 존재이다. 나이아신은 염증의 억제작용이 알려져 있다. 현대인에게 많은 스트레스에 의한 염증 등에는 상처받은 위벽점막의 보수제가 되는 양질의 단백질이 수복에 효과적으로 작용한다. 일본에서는 술마신 다음에는 라면으로 마치자! 라는 말을 자주 듣는데 그것은 술을 마신 다음에는 메밀을 먹었다는 선인의 경험지식에 연유한다.

심장실환 및 뇌혈관장해의 방아쇠가 되는 고혈압증은 생활습관병의 주 원인으로 생각되므로 식염의 섭취량을 10g이하로 억제해야 한다는 주장들이 많이 있다. 식염의 구성성분인 나트륨은 음식물이 갖는 칼륨에 의해 체외로 배출되는 특성을 가졌다. 칼륨을 많이 포함한 야채를 많이 넣은 장국과 과일은 칼륨을 보충해 병을 낫게 하고자 하는 선인의 지혜일지도 모른다. 메밀에 포함되어 있는 칼륨은 다른 주요 곡류에 비해서 많은 편이므로 혈압을 내리는 효과가 기대될 수 있다.

타타리메밀의 항산화 효과

타타리메밀의 특징은 메밀 공통의 폴리페놀의 일종으로 건강기능성분인 루틴이 많이 함유되어 있는 것이다. 우리는 보통 일생 중에 약 70t의 음식물을 섭취한다. 그 중에서 약 1.7t의 지방이 포함되어 있다. 지방은 에너지(단백질 및 탄수화물의 약 2배량의 에너지가 된다) 및 호르몬류의 원료가 되는 것으로 알려져 있다. 그러나 호흡으로 마시는 산소(일생 중 약 18t 소비한다)에 의해 일부의 지방이 과산화지질이 되거나 산소끼리 활성산소로 변화한다. 이것들은 소량만으로도 세포 등 체내에 침입하여 이물을 무해화하기 위한, 다시 말해 총탄의 역할을 한다. 그러나 많은 양이 되면 우리의 신체를 구성하는 60조 개의 세포의 매우 얇은 막을 파괴하거나 세포의 각각에 들어있는 2m의 유전자(당연히 매우 얇다)를 부분적으로 절단한다. 이러한 것들의 파괴야말로 노화, 알레르기, 암 등의 원인이 된다.

이러한 과산화물의 양은 근년 급격히 증가하고 있는 자외선에 의해 늘어나고 있는데 지구를 감싸고 있는 이온층이 자외선을 흡수하여 생물을 과산화물의 해로부터 몸을 보호하고 있다. 근년 프레온가스 등의 환경파괴에 의해 오존층(실은 대기압 하에서는 두께가 3㎜에 지나지 않는다)이 파괴되고 자외선이 많이 내리쬐게 되었다. 예전에는 아이에게는 일광욕을 시키는 것이 상식으로 되어 모자수첩에 적혀 있었지만 현재는 일광욕 대신 공기욕 및 외기욕이라는 표현으로 되어 있을 정도로 자외선에 대한 우려가 크다.

호주의 해안에는 햇볕을 피해서 긴 팔의 셔츠를 입는 것을 권장하는 팻말이 세워져 있을 정도이다. 인간을 시작으로 해서 동물은 그늘에 들어가거나 양산을 쓰거나 화장을 하거나 해서 자외선을 피해 신체를 보호하고 있지만 같은 생물인 식물은 이동할 수 없어 이 해로부터 스스로를 지키기 위해 방어물질을 만들고 있다. 이들의 총칭이 폴리페놀이다. 토마토의 붉은 색소(리코펜), 가지의 보라색소(안토시안), 양파의 황색색소(퀘르세틴) 등이 식물이 갖는 방어물질이라고 생각된다. 우리 인간이 이것을 먹음으로써 체내의 여분의 과산화물을 제거하는 것이 가능해져 건강하게 된다.

메밀의 경우 이에 해당하는 성분이 바로 루틴이다. 보통메밀을 대상으로 비교한 예를 보면 일조량이 많은 것부터 루틴함량이 많다. 루틴은 유럽에서는 30~50㎎섭취하는 것을 권장하고 있다. 통상 1g의 메밀가루에 약 1㎎의 루틴을 포함하는 것으로 생각하면 국산의 메밀로도 충분한 양의 루틴을 섭취하는 것이 가능하다. 히말라야지역의 타타리메밀종자를 제공받아 그 루틴함량을 측정한 예가 있다. 고도 1,000m에서 2,500m까지 각 2지점에서 측정한 결과 고도와 루틴함량과는 정(+)의 상관관계가 있었다. 즉, 산소농도가 낮은 지역에서는 자외선량이 많고 루틴함량이 증가하는 것으로 추정되었다. 타타리메밀의 루틴은 이렇게 고지대에 의한 다량의 자외선 양산효과로 많이 생성되고 식물이 살아남기 위해서도 유전적으로 루틴이 많은 형질을 갖추어 왔다고 생각된다.

루틴의 효과

이 루틴의 생리작용에 대해서는 옛날부터 많은 문헌에 기술되어 있다. 배당체의 1종인 루틴의 화학구조는 퀘르세틴이라 불리는 아그리콘(이 부분이 생리작용의 중심이 된다)과 루티노즈라는 올리고당으로부터 이루어진다. 그 외에도 몇 가지의 관련화합물이 발견되어 있다. 옛날부터 혈액의 흐름을 좋게 한다는 생각으로부터 비타민 P(P:투과성을 의미)라고도 칭하지만 1950년경이 되어 비타민을 규정짓는 결핍증이 없다는 이유에서 비타민이라고 부르지 않게 되었다.

옛날부터 알려진 효능으로서는 비타민 C와 함께 혈관벽을 강하게 하고 조직을 유연하게 하는 것이 있음을 알았다. 쥐의 털을 깎아 흡인하면 피부에 보라색의 반점이 난다. 말하자면 상처마크이지만 이것은 5마이크로미터 정도 되는 두께의 모세혈관이 잘려 내출혈한 것이 원인이다. 메밀을 수 개월 먹인 쥐에는 이 자색의 반점이 생기기 어렵다. 결국 혈관벽이 강화된 것이 인정되는 것으로 뇌출혈 등을 예방한다고 생각된다.

루틴은 이러한 혈관벽을 유연하게 하고 뇌출혈 등 뇌혈관장해를 줄이는 외에 적극적으로 혈압을 강하시키는 효과도 인정되고 있다. 최근에는 루틴의 유연체도 다수 발견되어 기억력을 유지하고 치매를 예방하는 등의 새로운 기능성이 재발견되고 있다.

이 루틴은 통상 물에 녹기 어려우나 근년에 발견된 유연체는 수용성이면서 유효한 루틴임을 알 수 있다. 또한 일부의 기업에서는 수용성 루틴의 제조를 위한 노력을 하고 있고 이러한 수용성 루틴을 이용한 루틴음료가 제품화되고 있다. 이러한 식품소재로서 루틴함량이 많은 타타리메밀이 이용되고 있다.

그 밖의 유효성분

그 밖에 가바 및 안디오텐딘 저해물질을 들 수 있다. 아미노산의 일종인 글루타민산이 변화해서 가바가 생성된다. 이 물질은 뇌신경에 작용해 기분을 온화하게 하고 혈압을 억제하는 작용이 있다고 생각된다. 차로 섭취하는 것이 가능해져 기분진정작용을 강조한 가바론차도 시판되었다.

또 인간의 혈압조정 메카니즘의 중심에 안디오텐딘변환효소가 있다. 이 변환효소는 인체 내에서 혈압을 높게 하는 물질(안디오텐신2)을 생성하고 혈압을 저하하는 물질(브라디기닌)을 파괴하는 것

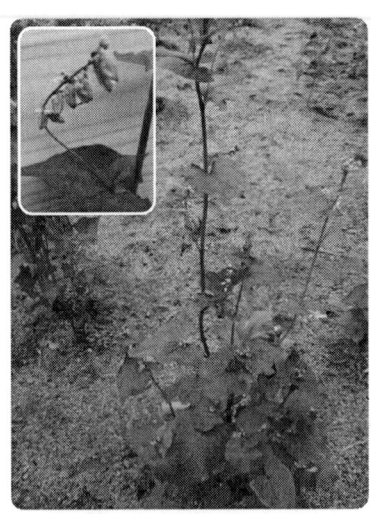

타타리메밀 식물체와 종실

으로 알려져 있다. 메밀에는 이 변환효소의 작용을 억제하고 온화하게 혈압을 내리는 효과가 인정되고 있다.

이상과 같이 메밀의 유효성분으로서 라이신을 많이 함유한 양질의 단백질, 나이아신, 칼륨, 루틴, 가바, 변환효소저해물질 등 수 많은 성분이 발견되고 있다. 알곡 전체를 먹는 메밀이 다른 건강기능을 가진 식품의 모델로서 생각할 수 있도록 여러 가지 관점으로부터의 추가적인 연구가 기대된다.

Rice-type 타타리메밀

중국의 서맹(西盟)지역에서 재배되는 재래종인 서맹미맥(西盟米麥)은 타타리메밀의 일종으로서 rice-type 타타리메밀이라고 한다.

최근 일본과 우리나라에도 품종이 도입되어 재배 및 연구가 시도되고 있으나 중국정부의 종자원 보호정책에 따라 나라별로 자체적인 품종개발을 위한 노력도 함께 이루어지고 있다.

Rice-type 타타리메밀의 특징은 알곡이 작고 둥글며 손으로 비벼도 잘 벗겨질 정도로 과피가 얇다. 영양가와 루틴함량은 타타리메밀과 거의 같거나 비슷한 수준이며 쌀밥처럼 rice-type 타타리메밀 알곡으로만 메밀밥을 짓거나 좁쌀처럼 밥에 섞어 먹기에 좋다. 가루 내어 각종 메밀음식과 볶음차, 음료 등 가공상품의 개발도 가능하다.

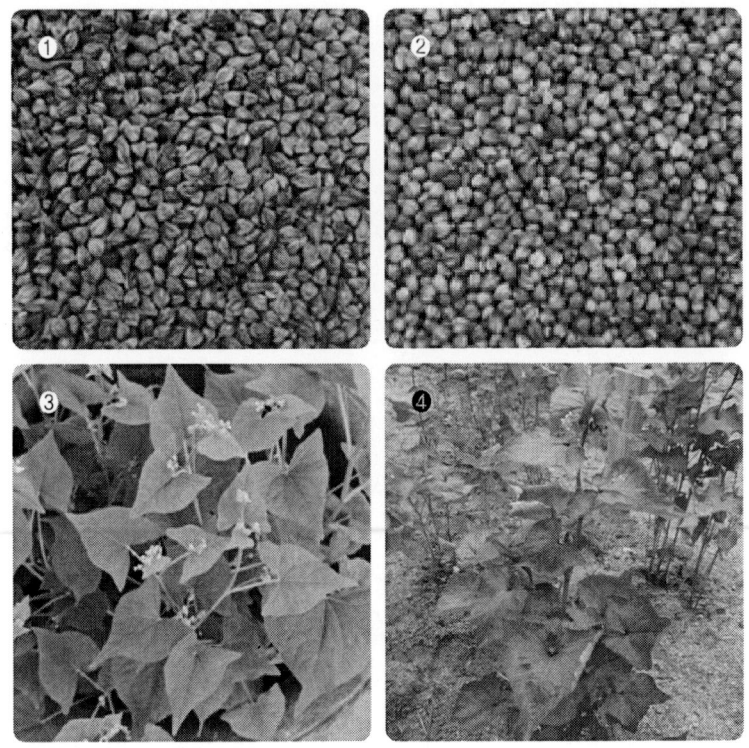

Rice-type 타타리메밀의 종실(①), 도정한 알곡(②), 잎(③), 식물체(④)

20. 한국의 메밀문화

한국의 메밀음식

메밀을 주재료로 한 메밀음식에는 어떤 종류가 있는지 관련된 자료를 찾아보니 일일이 다 열거할 수 없을 정도로 많다. 원래 요리라는 것이 같은 재료를 가지고도 요리하는 사람의 솜씨에 따라 종

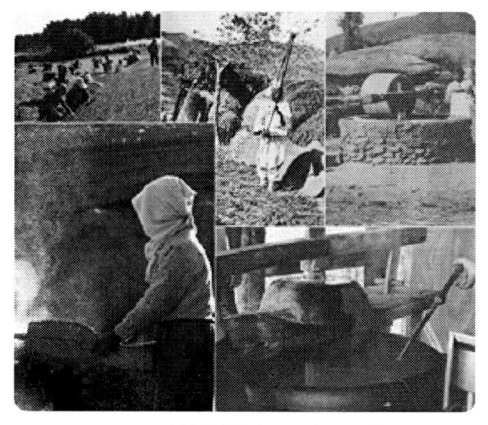

전통막국수 조리

류가 많아질 수 있기 때문에 그럴 만도 하다. 그 중 막국수 이외의 대표적인 메밀요리를 열거해 보면 다음과 같다.

메밀냉면 : 주로 메밀이 많이 생산되는 평양·함흥 등 북부지방에서 만들어온 음식이다. 특히 '냉면' 하면 평양냉면을 지칭하기도 하는데, 평양냉면은 뛰어난 맛과 높은 영양가, 입맛을 돋우는 여러 가지 고명으로도 유명하다. 또한 국수 올이 질기고, 국물이 시원하며, 달고 약간 새큼한 배 맛이 잘 어우러져 감

칠맛을 내는 것이 특징이다. 냉면재료는 메밀가루·쇠고기·돼지고기·닭고기·김치·달걀·배·파·마늘·생강·소금·간장·기름·깨소금·후춧가루·겨자·식초·실고추 등을 쓴다. 국수는 메밀가루와 녹말을 섞어 반죽해 소금·간장·조미료로 간을 맞춘 육수를 붓는다. 그 위에 고기·양념장·달걀·배·실파·실고추를 얹어 맛을 낸다. 이때 쇠고기·돼지고기·닭고기는 찬물에 넣어 삶아 얇게 편으로 찢는다. 달걀은 쪄서 반을 갈라놓고 지단을 부쳐 채 썰어 둔다. 시원한 맛을 내는 배는 어슷썰거나 채로 썬다. 시원하게 먹기 위해서 얼음을 띄우거나 동치미국물로 말아먹기도 한다. 겨자즙과 식초도 적당하게 섞어 먹는다. 김치는 동치미를 쓰기도 하나 여름에는 열무김치를 올리는 경우도 많다. 그 외에 비빔국수와 회냉면이 있다.

메밀묵 : 통메밀을 절구로 슬슬 찧어 껍질을 키로 까부른 후, 따뜻한 물에 담가 검은물을 버리고, 씻어 일어 불린 다음 건진다. 불린 메밀을 가루로 빻은 다음 미지근한 물을 부어 바락바락 주물러 어레미로 거르고, 다시 고운 체로 세 번 거른 후 솥에 부어 가감하면서 묵을 쑨다.

메밀묵채 : 날씨가 추운 겨울철 메밀묵에 잘 익은 김장김치를 송송 썰어 넣어 따끈하게 데워먹는 메밀묵채는 한겨울의 별미로 꼽힌다. 메밀묵을 채 썰고 김치를 잘게 썰어 갖은 양념하고, 김은 살짝 구워 부수어 놓는다. 육수를 따끈하게 데워 붓고 간을 보아 싱거우면 소금으로 간한다.

메밀국죽 : 산간지방에 먹을 것이 풍족하지 못하던 시절에 갑자기 손님이 찾아올 때 맛이 독특하고 구수하여 별식으로 대접하였다고 한다. 고추장과 된장을 물에 잘 풀어 국물을 만들고 부재료로 감자는 껍질을 벗겨 얇게 채 썰고 두부는 얇게 채 썰고 파도 송송 썰어 사용한다. 국물에 메밀 찐 것과 부재료를 넣어서 끓이다가 한소끔 김이 오르면 마지막으로 파와 마늘을 넣어 먹으면 되는 죽이다.

메밀총떡 : 메밀가루를 묽게 반죽한다. 돼지고기를 썰어 양념을 하여 볶은데다가 김치를 채 썰어 섞어 무친다. 번철에 기름을 두르고 메밀반죽을 한 국자씩 떠놓아 얇게 펴서, 앞서 만든 소를 넣고 말아 익힌다.

메밀산자 : 메밀가루와 쌀가루를 섞어 반죽하여 얇게 밀어 기름에 지진 뒤, 집청을 해서 고물을 바른다.

메밀술 : 메밀과 누룩으로 술을 담가 증류한다. 최근 B민속주제조회사에서 '삼겹살에 메밀한잔'이란 브랜드로 메밀술을 개발하여 시판하고 있다. 최용순 교수는 S양조와 협력하여 메밀로 만든 '막소주'를 출시한 바 있다.

메밀응이 : 메밀가루를 타서 국수물보다 더 되게 쑨 다음 소금으로 간을 한다.

칼싹두기(메밀칼국수) : 메밀가루를 끓는 물로 반죽하여 밀대로 밀어 가늘게 썰어 국수를 만든다. 통김치를 썰어서 양념한 고기를 함께 무쳐 볶다가 무를 넣고 끓여 장국을 만든다.

장국이 끓으면 국수를 넣어 끓여낸다. 정선지방에서 전통적으로 이용해 온 메밀칼국수는 먹을 때 면발이 콧등을 친다고 하여 '콧등치기'로 더 잘 알려져 있다.

메밀만두 : 메밀가루에 달걀을 섞어 반죽해서 만두피를 만들고 두부와 야채로 소를 만들어 만두를 빚어 끓인다.

메밀나물 : 어린 메밀의 잎과 줄기를 데쳐서 양념으로 무친다.

메밀부꾸미(빙떡) : 메밀을 곱게 갈아 반죽한다. 이것을 번철에 기름을 두르고 얇게 펴고 데쳐서 양념한 무채를 넣어 말아 부친 다음 적당한 크기로 썰어서 양념장에 찍어 먹는다.

권전병 : 메밀가루에 설탕과 물을 섞어 반죽한 후 시루에 쪄낸 것을 조금씩 뜯어 비빈 다음 밀대로 얇게 밀어 프라이팬에 올려 기름에 지진다.

도래떡 : 메밀가루와 좁쌀가루를 섞어 반죽한 후 동글납작하게 빚어 삶은 다음 건져서 참기름을 바른다.

메밀저배기 : 메밀가루를 끓는 물로 반죽하여 놓는다. 소금으로 간을 한 멸치국물에 미역을 조금 넣어 끓을 때 메밀반죽을 뚝뚝 떼어 넣어 끓인다.

메밀전 : 배추, 가지, 호박, 미나리, 부추, 고추 등 야채를 다듬어 소금에 1시간 반 동안 살짝 절인다. 메밀가루에 물을 붓고 소금으로 간을 한다. 팬을 달구어 준비된 메밀 한 국자를 넣고 둥글게 깐 다음에 절인 야채를 서너 쪽을 올린다. 식용유를 넉넉히 둘러 노릇노릇하게 지져낸다.

메밀쌈 : 쇠고기는 우둔살로 가늘게 채 썰어서 양념에 재운 뒤 부드럽게 볶아 놓는다. 달걀은 황백으로 나누어 지단을 부쳐 곱게 채를 썬다. 석이는 미지근한 물에 불려 깨끗이 씻고 곱게 채 썰어 식용유를 둘러 볶는다. 오이는 돌려깎기 하여 곱게 채를 썰고 소금을 뿌려 식용유에 볶는다. 당근을 곱게 채 썰어 식용유로 볶는다. 표고버섯은 곱게 채 썰어 양념하여 볶는다. 메밀싹을 양념으로 무친다. 메밀가루와 밀가루를 섞어서 물에 잘 풀어 지금 4~5㎝ 정도 되게 얇게 전병을 부친다. 전병에 볶거나 양념한 여러 야채와 고기를 넣고 잘 싸서 겨자 소스에 찍어 먹는다.

메밀피자 : 메밀가루에 밀가루와 다시를 잘 혼합하여 반죽한 후 프라이팬에 양면은 노릇노릇하게 익힌다. 바삭바삭한 쪽에 피자소스, 어묵, 대파를 썰어서 올린 후 피자 치즈를 올려준다. 프라이팬에 치즈가 녹을 때까지 구워준다.

메밀감자송편 : 메밀가루를 반죽하여 송편재료를 만든다. 쇠고기, 무를 채 썰어 볶고 팥을 삶아 속을 만든 다음 송편을 빚어 옥수수잎에 돌돌 말아 솔잎을 깔고 찜통에 찐다.

산채전병 : 물에 10시간 불린 메밀을 맷돌에 갈아 체에 내린다. 고사리, 취, 질경이, 민들레, 원추리 등 산채를 잘게 썰어 각각 양념하여 볶는다. 메밀반죽은 기름을 두른 프라이팬에 얇게 부친다. 얇게 부친 전 위에 양념하여 볶은 산채를 가지런히 놓고 말아 다시 한 번 지진다.

감자옹심이 메밀칼국수 : 감자를 강판에 갈아 보자기에 싸서 건더기와 녹말을 섞는다. 소금과 후추를 넣어 만든 옹심이를 연한 끓는 소금물에 삶아 식힌다. 야채를 채 썰고 쇠고기는 납작하게 저며 다시마 물에 끓여 육수를 만든다. 육수에 메밀국수를 넣고 끓이다가 야채와 옹심이를 넣고 잠깐 더 끓인다. 달걀 황백지단과 구운 김, 야채를 모양 있게 담는다.

메밀묵 냉채국 : 잘게 썬 메밀묵에 신 김치, 잘게 부순 김과 갖은 양념을 새콤달콤하게 무쳐 얹는다. 살짝 얼은 육수를 넣고 야채로 고명을 얹어 장식한다.

메밀약과 : 막걸리 한 컵에 설탕을 녹인다. 들기름 반 컵을 메밀가루에 부어 손으로 곱게 비빈 후 설탕 녹인 막걸리를 부어 말랑하게 반죽한다. 반 컵의 물에 생강을 저며 놓고 끓이다가 조청을 부어 한 번 더 끓여 내 조청을 만든다. 반죽한 것을 밀대로 밀어 납작하고 두툼하게 모양을 낸 후 기름에 튀겨 준비해 놓은 조청에 담갔다가 굳기 전에 건져 잣으로 고명을 얹는다.

메밀그라탕 : 물에 10시간 불린 메밀을 맷돌에 갈아 체에 내린다. 메밀가루에 막걸리를 넣어 반죽하여 발효시킨다. 햄, 양파, 당근, 피망, 표고버섯은 곱게 다진 다음 볶아 놓는다. 화이트소스에 볶아 놓은 야채를 섞는다. 그릇에 메밀반죽을 올려 놓고 소스에 볶은 야채와 채 썬 치즈를 얹어 오븐에 구워낸다.

메밀감자크로켓 : 감자를 파근파근하게 찐다. 돼지고기와 야채 다진 것, 으깬 감자를 섞어 달걀 크기로 만든다. 그것을

메밀가루, 달걀, 메밀가루 순으로 굴려내어 달걀 푼 것을 넣고 빵가루를 묻힌 후 기름에 튀겨 파슬리로 장식한다.

메밀양장피잡채 : 돼지고기 100g은 삶아서 채 썰고 달걀 지단을 부쳐 5㎝ 길이로 채 썬다. 양장피는 데쳐 찬물에 헹군 뒤 알맞게 찢어 양념한다. 남은 돼지고기와 양파, 중국부추는 모두 채 썰어 볶는다. 그것을 접시에 돌려 담고 삶은 메밀국수를 가운데에 놓은 뒤 준비된 양념을 얹는다.

메밀동동주 : 찹쌀과 메밀쌀을 5대 5로 혼합하여 6시간 물에 불려 놓았다가 찜통에서 솔잎을 섞어 고실고실하게 쪄낸 후 식히면서 누룩가루를 묻힌다. 그것에 물엿 한 사발을 부어 버무린 후 항아리에 넣고 모든 재료가 잠기도록 자작하게 생수를 부어 밀봉한 다음 따뜻한 방에 5일동안 덮어 놓는다. 술을 뜨기 하루 전날 또 같은 재료의 쌀로 약간의 꼬드밥을 지어 엿질금물에 삭혀 끓이고 동동 뜨는 것을 건져서 거른 술에 고명으로 띄운다.

메밀의 민속

메밀베개 : 메밀을 제분하고 남은 겉껍질을 모아 베개속으로 활용하면 건강에 좋다 하여 전통적으로 많이 이용되었다.

메밀짚태우기(귀신쫓기) : 북한 지방에서 상여가 나갈 때 이웃집에서 집안으로 귀신이 들어오지 못하도록 메밀짚을 태워 연기를 내는 풍습이 있었다.

메밀양잿물(비누 대용) : 메밀짚을 태운 재를 비누 대용 양잿물로 이용하였다.

메밀민요[民謠] : 농가에서 구전되어 온 민요의 가사 중에 메밀이 포함된 민요들이 적지 않다. 우리나라에서 전승되어 온 메밀민요 가운데 몇 수를 김의숙 교수와 이창식 교수의 글에서 옮겨본다.

초복에 메밀밭을 되베놨다가
중복에 가 메밀을 풀어놓고
말복에 가보니 보글봉실 꽃인데
올가을에 반달같은 낫을 들고
석자 수건 목에 메고 메밀밭에 들어가서
오큼오큼 모아다가 아름아름 모아다가
지게에다 절박시게 마당에다 이를 입혀
물푸레로 볼기쳐서 버들치로 들어볼까.
멧돌에다 고를 꿰어 방에다가 벼락 맞춰
말총으로 뒤흔들어 홍두깨다 옷을 입혀
안반에다 이를 입혀 은장도로 썰글어서
통노구에 삶아 절놋절 걸어노니
우리 서방님 허배하네.

강원 〈메밀타령〉

꽃은 동동 배꽃이요 열매 동동 깜운 열매
아범주든 은장도로 어럼설설 설어더가
단단히 묶어내어 바리바리 실어다가
닷문안에 부라놓고 마당에 배이었네
도로끼로 비락맞춰 싸리비로 날부리여
앞내물에 배를 띄워 조리똑박 건지다가
     전국 〈메밀노래〉

비탈밭에 메밀갈아 메밀간지 열흘만에]
앞집뒤집 동무들아 메밀구경 하러가세
잎은 동동 까만 열매 꽃은 동동 배꽃이요
대는 동동 붉은대요 점머슴아 낫갈아라
큰머슴아 지게져라....
     경북 의성 〈메밀노래〉

갈채 갈채 갈채 너메 메물 한 되 삐었드니
대는 대는 붉은 대요 꽃은 꽃은 흰꽃이요
열매 열매 거멍 열매 어석어석 비어다가
너른 따에 널었다가 도리깨로 돌개 맞차
덕석 귀에 춤을 취여 맷돌에다 베락 쎄레
옴배기에 뺨을 쳐서 홍두깨로 옷을 입혜

정상두 드는 칼로 오송오송 썰어냉게
팔팔 끓는 가매솥에 얼름 살짝 데쳐내어
지름장에 까불라서 이 방 사람 저 방 사람
메물국시 맛 잔 보소 당기 등당애 등당애다

전남 나주 〈메밀노래〉

메밀속담 : 조상의 문화유산인 속담에도 메밀과 관련된 것이 몇 가지 전해지고 있다. 한결같은 사람도 때로는 화를 낼 때가 있다는 의미의 '메밀도 굴러가다가 서는 모가 있다' 가 있고 신통치 않은 인간도 언젠가는 긴요하게 쓰인다는 뜻의 '메밀이 세 모라도 한 모는 쓴다' 가 있다. 또 어떤 일이 형편에 맞지 않을 때를 의미하는 '메밀떡 굿에 쌍장구 치랴' 는 속담이 있다.

메밀민화^{民畵} : 김준근의 「국수누르는 모양」을 보면 막국수 한 그릇을 뽑아먹으면서도 우리 선조들은 익살을 잃지 않았다는 느낌이 든다. 그 익살 속에는 비록 생활은 가난했을 망정 우리의 강토에서 키워낸 메밀을 타개어 귀중한 음식을 빚고 후손에게 물려준 선조들

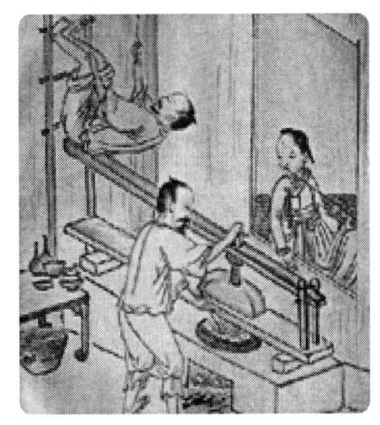

국수 누르는 민화

의 넉넉한 인심도 배어 나온다. 그것은 앞으로도 끊임없이 전승, 발전시켜야 할 우리들의 귀중한 문화자산이다.

메밀축제

근래 전국적으로 지역단위의 축제가 많이 열리고 있다. 함평 나비축제와 같이 참신한 아이디어와 체계적인 추진으로 지역주민의 화합과 지역경제의 회생을 견인하는 성공적인 축제가 여러 곳에서 해마다 펼쳐진다. 축제는 선양해야 할 지역의 인물이 테마가 되기도 하고 발전시켜야 할 지역특산물이나 지역문화가 주제가 되기도 한다.

우리나라에서 메밀과 관련된 축제로는 춘천막국수축제와 봉평 효석문화제의 메밀꽃축제가 있다. 전자는 해마다 8월 중, 하순에 열리고 후자는 행사기간 중 보름달이 뜨는 날이 포함되도록 하여 9월 초, 중순에 열린다. 비슷한 시기에 지역을 달리하여 열리는 이 축제들은 서로 나름대로의 특징을 갖고 있다.

춘천막국수축제는 막국수를 축제장에서 직접 조리해서 파는 것을 시민들이 와서 사먹으면서 즐기는 먹거리 위주의 향토음식축제이다. 그리고 시민들의 참여와 호응을 유도하기 위한 부대 행사로 명가심사, 음식경연, 노래자랑, 민속놀이, 메밀자료 및 농기구 전시, 전통막국수 재연 등 몇 가지 볼거리 행사가 기획된다. 그 중에서도 춘천막국수축제는 '춘천막국수의 명품화'를 목표로 하기 때문에 참가업소를 대상으로 하는 '명가선정'이 가장 핵심적인 행사이다. 명가를 뽑는 데는 전통, 음식의 맛과 질, 업소의 위생상태 등 여러 가지 요소가 심사에 반영된다. 해마다 축제를 해오는 동안 매년 평균 한 집정도 명가를 선정하였다.

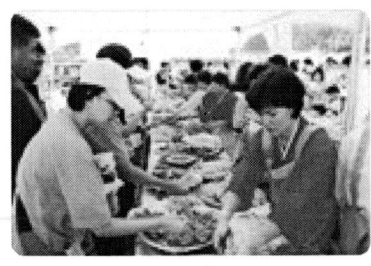

메밀음식 시식회   전통막국수 재연

그 밖에 미리 행사장 주변과 인근에 있는 3만여 평의 붕어섬에 메밀을 뿌려서 축제기간 동안 막국수의 원료인 메밀꽃을 즐길 수 있도록 하여 막국수축제가 곧 메밀축제임을 실감케 한다. 특히 걸어서는 직접 갈 수 없는 붕어섬 메밀밭에는 축제기간 중 유람선을 운행하여 찾는 사람들이 호수의 맑은 물과 바람과 풍경을 마음껏 즐기면서 메밀꽃을 감상하도록 배려하고 있다.

반면 '효석문화제'라는 공식 명칭을 쓰고 있는 봉평메밀꽃축제는 기본목표가 가산 이효석의 얼을 기리고 문학정신을 이

어받는 데 있기 때문에 특산물 축제와는 본질적으로 다르다. 메밀밭도 소설의 무대를 재연하고 소설 속의 분위기를 연출하기 위한 소품으로 가꾸어지며 각종 민속놀이와 생활문화를 재연하는 토속적인 축제로 만들자는 기본 개념(concept)을 가지고 그러한 원칙에 충실한 세부프로그램을 운영한다.

봉평메밀꽃축제의 가장 큰 특징이자 장점은 민간주도로 축제를 기획, 집행, 평가하는 시스템을 가지고 축제를 연다는 것이다. 축제를 추진하는 주체가 명확하고 상설기구화 되어 있는데다가 축제를 준비하고 집행하는 역량을 키우기 위해 자체적으로 반복적인 토론 및 훈련을 하기도 한다. 축제가 끝난 후

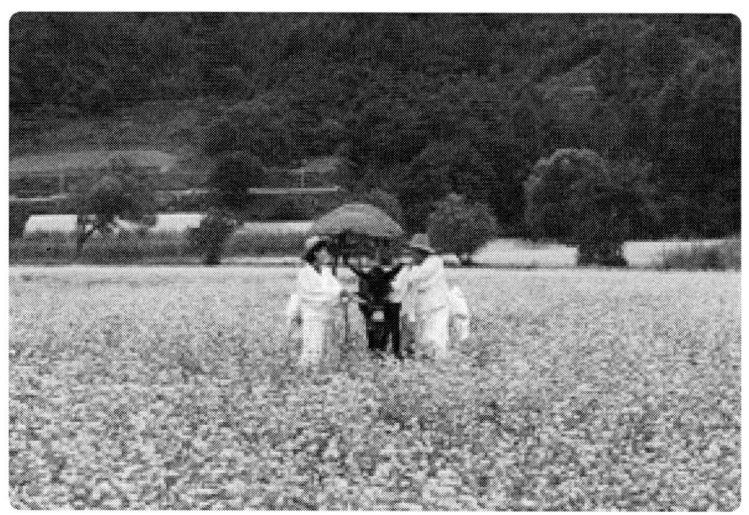

효석문화제 기간 중의 봉평메밀밭

에는 꼬박꼬박 상세하게 평가를 해서 매년 평가보고서를 작성한다. 이러한 노력에 힘입어 효석문화제는 문화관광부로부터 우수한 지역축제로 선정된 바 있다.

축제추진위원들은 지역에 거주하는 주민인데 직업, 연령 등 개인 프로필은 다양하다. 그런데도 그들이 모여 일하는 모습을 보면 도시의 어떤 NGO 못지 않게 의욕적이고 진취적이며 매우 조직적이고 체계적으로 활동을 한다. 그들은 가장 토속적이고 지역적인 것이 가장 세계적이라는 신념을 가지고 지역마다 축제에 약방의 감초처럼 등장하는 연예인 초청 등과 같은 행사는 지양하고 있다. 그 지역에서만 보고 즐길 수 있는 아이템으로 축제를 운영하면서 비생산적인 아류에 쉽사리 휩싸이지 않는 '자존심 있는 축제'로 만들어 가고 있는 것이다.

두 축제 모두 지역축제이지만 축제기간에는 전국에서 사람들이 모여 와 축제를 즐긴다. 내용과 규모 면에서 가히 세계적인 메밀축제라고 할 수 있다. 특히 효석문화제는 주민 수가 몇 천 명밖에 되지 않는 작은 면단위 마을인데도 축제기간 동안 이 마을을 찾는 관광객이 해마다 20만~30만 명이 넘는 성황을 이룬다. 이 두 지역의 메밀축제는 비록 기본목표는 같지 않더라도 메밀을 소재로 한 지역축제가 지역의 독창적인 문화적 전통을 발전, 계승하는 일임과 동시에 생태 및 문화관광자원으로서 지역경제에 많은 보탬이 될 수 있다는 것을 보여주는 좋은 사례라고 할 수 있다.

몇 년 전 일본의 나가노 지방의 어느 시골마을을 방문했을 때 그 마을에서도 '소바마쯔리'라고 하는 메밀축제가 열린다고 들었다. 축제기간이 아니어서 직접 보지는 못했지만 말로 듣고 사진으로만 봐서는 규모나 성격에 있어서 우리와 차이가 많다는 것을 알 수 있었다.

2001년 춘천에서 국제메밀학회를 개최하면서 처음부터 '메밀과학과 문화의 만남'이란 주제 하에 학회를 춘천막국수축제와 봉평메밀꽃축제를 연계하도록 기획하여 추진하였다. 세계 20여 개국에서 100여 명의 외국인이 학회에 참가하여 3박4일 동안 학술발표 뿐만 아니라 두 지역의 축제에 참가하여 함께 즐기는 기회를 갖게 되었다. 외국인들은 하나같이 그런 경험을 처음 해본다며 '원더풀'을 연발하였다. 그때는 정말 한국의 메밀문화와 한국인의 메밀사랑을 세계인에게 선보이고 우리가 세계의 메밀문화를 주도한다는 자부심을 갖

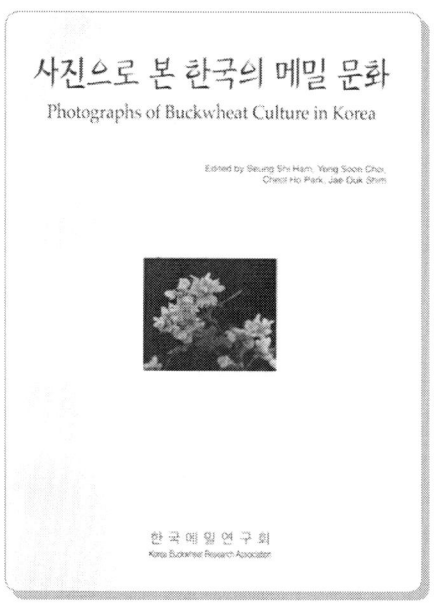

메밀화보

게 된 좋은 기회였다. 우리는 그것을 오래도록 기억하고 후손에게 그러한 전통을 물려주기 위해서 행사의 이모저모를 사진에 담아 모은 「사진으로 본 한국의 메밀문화」라는 사진첩을 행사 후에 발간하여 다시 한 번 세계의 메밀가족에게 잊지 못할 감동을 주었다.

21. 세계의 메밀문화

슬로베니아의 메밀

슬로베니아(Slovenia)의 메밀 역사는 다른 유럽국가와 같이 13세기로 거슬러 올라간다. 중앙유럽에 메밀이 재배, 이용된 것은 1400년경이며 슬로베니아에서 메밀이 재배된 것은 1426년이라는 기록이 있다. 슬로베니아에는 단메밀과 쓴메밀 두 종류가 있으며 예전에는 메밀이 슬로베니아의 중요한 수출품목이었다. 슬로베니아는 여러 나라의 문화와 언어가 교차하며 토양과 기후 조건이 다양한 중앙유럽의 한 가운데에 위치하고 있다. 따라서 메밀의 재배와 이용에 있어서도 인접 유럽국가와 유사한 점이 많다. 슬로베니아에서 메밀은 주로 7월말에 파종하여 10월초에 수확한다. 최근에는 약 500~1,000ha의 재배면적에서 500~1,000톤이 수확되고 있다. 주로 산지의 소농에 의해 재배되는데 해마다 부족한 1,000톤 가량의 메밀이 중국, 헝가리, 폴란드 등지에서 수입되기도 한다.

슬로베니아에서 메밀음식은 성탄절과 설날 같은 휴가 시즌 및 고유의 민속관습과 밀접히 연관된다. 성탄절과 설날에는 특별히 만든 메밀빵을 먹는데 옛날에 농가에서는 'Zhgantzi'라고 하는 메밀죽을 먹기도 하였다. 오늘날 메밀음식은 건강식품으로 인식되어 많이 이용되고 있다. 한 설문조사 결과 슬로베니아 인구의 10%가 주 1회 메밀음식을 먹는다고 하였으며 응답자의 절반 이상이 메밀이 건강에 좋다는 사실에 동의했다. 조리된 메밀롤은 슬로베니아 중앙지역의 부자들이 즐겨 먹는데 그 이유는 집에서는 그것을 만들기가 어려워 고급 레스토랑에서나 사먹을 수 있기 때문이다. 메밀음식은 서부 슬로베니아보다 동부나 중앙지역에서 인기가 있으며 메밀쌀은 동부에서 더 잘 알려져 있는데 대개는 가게에서 구입하고 극히 드물게 집에서 자급하는 농가가 있다. 슬로베니아에는 4배체 메밀도 퍼져 있는데 그것은 대개 러시아에서 도입된 것들이며 2배체보다 수량이 적다.

슬로베니아에서는 1920년대 이후 본격적인 메밀연구가 이루어지기 시작했다. 많은 성과가 있었으나 근래 단보당 수량이 답보상태에 있는 것은 농부들이 질소질 비료를 과다하게 사용하여 메밀의 영양기관은 번무하는 대신 생식기관이 적게 발달하는 데 기인한다고 한다.

슬로베니아에서는 특히 메밀연구의 국제 협력에 선구적 역할을 수행했다. 1980년 Ivan Kreft교수가 중심이 되어 세계의 메밀과학자와 메밀산업 종사자들이 국제메밀학회를 결성한 것이 그 좋은 예이다. 1980년 9월에 Ljubljana대학에서 제1회 국제메밀심포지엄을 개최하였으며 Ivan Kreft 박사가 초대 국제메밀학회장을 역임하였다. 그 뒤로 지금까지 국제메밀학회가 열린 나라와 지역을 소개하면 다음과 같다. 2회는 일본 미야자

끼(1983년), 3회는 폴란드 Pulawy(1986년), 4회는 러시아 Orel(1989년), 5회는 중국 Taiyuan(1992년), 6회는 일본 Ina(1995년), 7회는 캐나다 Winnipeg(1998년), 8회는 한국 춘천(2001년), 금년도 9회는 체코 Prague(2004년), 10회는 중국 양림(2007), 11회는 러시아 오렐(2010), 12회(2013)는 슬로베니아 루블랴냐에서 개최될 예정이다. 2010년 창립 30주년을 맞은 국제메밀학회는 'Fagopyrum'이란 학술지를 년 1회 발행해 왔는데 지금까지 28호가 발행되었다.

덴마크의 메밀

덴마크에서도 역사적으로 많은 면적에 메밀이 재배되었다. 1750년경에는 무려 3만 헥타르에 메밀이 재배되었으나 그 후로는 감소하기 시작하여 현재는 거의 재배되고 있지 않다. 메밀재배가 성행할 당시에는 메밀이 사람들에게는 죽(포리지)으로, 가축에게는 녹사료로 많이 이용되었다. 농가에서 맷돌로 메밀 껍질을 벗겨 죽을 쑤어 먹었다.

그 당시 메밀 수량은 매우 적었으며 품종의 품질이 나빠 버리는 부분이 많았다. 1900년 이후에 식생활 습관의 변화에 기인하여 메밀은 극히 적은 면적에서만 재배되었다. 1935년과 1986년 사이에는 극소수의 지역에서만 메밀이 재배되었는데 가축사료가 주목적이었다. 1986년에 덴마크에 메밀이 대파작물로서 다시 도입되어 수 헥타르에 재배되었다. 이 과정에서 이반 크레프트 박사를 비롯한 슬로베니아 과학자와 덴마크 농업연구소의 농학 연구가들의 메밀에 대한 연구협력과 정보교류에 힘입은 바 크다.

덴마크에서는 주로 계약재배로 메밀이 생산되었다. 농부들은 매년 메밀종자를 구입하여 재배하는데 수확한 메밀은 EUFAGO DANMARK A/S에서 수매한다. 덴마크는 북유럽 국가이지만 양질의 메밀생산 가능성은 충분하다. 덴마크에서 메밀은 주로 5월 또는 6월 초에 파종하여 8월 하순경에 수확한다. 메밀 수량은 포장조건과 생육상태에 따라 좌우되는데 농부들은 재배가이드에 따라 적당한 생육기에 관수를 한다. 수량은 품종에 따라 차이가 있으며 대체로 헥타르당 2,500 내지 2,800kg 정도 된다.

덴마크에서 주로 재배되고 있는 2배체 품종은 Siva, Darja, Hruszovska 등이며 4배체 품종은 Emka인데 이들 가운데 종피비율이 가장 높은 것은 Emka로서 19.6~22.2%이다.

덴마크산 메밀은 품질이 좋으며 종피를 제거하면 양질의 메밀녹쌀을 얻을 수 있다. 수입 메밀 중에는 aflatoxin이 발견된 적이 있으나 덴마크산 메밀에서는 aflatoxin이 발견되지 않았다. 덴마크에서 재배된 메밀은 제분, 가공되어 판매되며 새로운 식품제조에 사용된다. 덴마크인 사이에서 최근에 식습관에 많은 변화가 있었다. 따라서 소비자들은 기능성과 그 밖의 품질이 우수한 식품에 대한 선호도가 높아졌다.

일본의 메밀

일본에서 메밀이나 밀을 재배한 역사는「속일본기」에 메밀 재배를 장려한 기록이 있는 것으로 보아 이미 나라시대(722년)부터 메밀재배가 시작된 것을 알 수 있다. 메밀 역시 조선반도를 통해 일본에 전해졌다. 일본에서 소바가 음식문화로 꽃피운 것은 에도江戶시대 중기(1700년) 이후로 본다. 이때부터 현재에 이르기까지 수많은 메밀음식이 계절, 각종 행사, 연령 및 지역에 따라 활용되어 왔다.

근래 일본의 메밀 재배면적은 27,000ha로 연간 20,000톤 정도 생산되고 있다. 10a당 평균 수량은 180kg 내외로 비교적 높은 편이며 나가노현의 경우 가을메밀이 수량이 많다. 국내 생산의 35%는 북해도산이며 두 번째로 생산이 많은 곳은 15%를 생산하는 가고시마현이다. 이외에 나가노현과 후쿠시마가 각각 5.7%, 이바라기 5%, 미야자끼 4.1% 등으로 메밀이 전국에서 재배되고 있음을 알 수 있다.

일본에서 메밀은 파종에서 개화까지 30일~35일, 수확까지는 70일~80일 가량 소요된다. 일반적으로 메밀이 흰 꽃을 피우는 시기는 북해도, 동북東北, 신주信州 등이 8월중순~9월중순이며 구주九州는 9월하순~10월상순이다. 이때부터 35일~45

일 후에 수확을 한다.

　5월 전후에 파종하는 여름메밀과 8월 전후에 파종하는 가을메밀은 종자와 맛이 틀리지만 수확까지 75일 정도 걸리는 것은 같다. 여름메밀은 일장에 민감하지 않으므로 북부와 높은 산간지에서 재배된다.

　일본의 국내 메밀 생산량은 총 소비량의 20%에 불과하다. 매년 10만톤 이상이 소비되며 80%가 중국, 캐나다 등 외국에서 수입되고 있다.

　일본의 소바는 찰지게 하기 위해 밀가루를 첨가해 만든다. 그러나 지역에 따라 마(山藥)의 점성을 이용한 소바를 개발하여 건강식품으로 이용되기도 한다. 일본에서 소바는 호시소바, 나마소바, 자루소바, 덴뿌라소바, 가께소바, 야마가께소바 등 다양한 형태의 음식문화를 형성하고 있다. 고사리를 비롯한 각종 산채류를 곁들인 '산채소바', 고추냉이에 무를 갈아넣은 '갈은소바', 들깨를 갈아 국물에 넣은 '들깨소바', 메밀에 차를 섞은 '차소바', 소바 위에 메밀꽃을 얹은 '꽃소바' 등도 있으며 그밖에 소바김밥, 소바아이스크림, 소바과자, 소바소주, 소바차 등 다양한 종류의 가공식품이 유통, 판매되고 있다.

　일본 내에서 소바와 우동에 대한 기호는 지역적으로 차이가 있다. 일반적으로 일본을 횡단하는 중앙 구조선에 따라 동쪽이 주로 소바를 많이 먹는데 주된 이유는 기후 즉, 재배지 환경의 차이에 기인한다. 즉, 메밀은 서늘한 기후에 잘 적응하는

데 동일본은 메밀이 잘 자라고 서일본은 밀의 재배에 적합한 기후이므로 기후에 따라 음식문화권이 구별된다. 그러나 이러한 구별은 절대적인 것은 아니고 대체로 소바는 일본의 전 지역에서 애용되고 있는 음식임에 틀림없다.

인도의 메밀

메밀은 인도의 해발 1,600m이상 되는 산간지역에서 종실과 녹비로서 중요한 작물이다. 히말라야 고산지역에서는 메밀이 경작지의 90%를 차지한다. 메밀은 생육기간이 2~3개월로 짧기 때문에 겨울이 빨리 오고 눈이 많이 와서 작물의 생육기간이 짧은 히말라야 고산지역에 적합한 작물이다. 4,500까지의 더 높은 히말라야 고산지대에서는 메밀이 유일한 재배작물이다.

히말라야 지역에서 재배되는 메밀에는 단메밀과 쓴메밀 두 종이 있다. 인도의 서쪽으로는 Jammu와 Kashmir에 널리 재배되고 동쪽으로는 Arunchal Pradosh에 널리 재배되는데 Jammu와 Kashmir, Himachal Pradesh, Uttar Pradesh, West Bengal, Sikkim, Meghalaya, Arunachal Pradesh, Manipur 지역의 고산지역에 집중적으로 재배되고 있다. 반면 인도 남부에서는 Nilgiris와 Palni 산간지에 산발적으로 재배된다.

현재 인도의 저위산간지 및 중산간지에서의 메밀 재배 및 생산은 작부체계의 변화에 따라 감소되고 있다. 인도 북서부의 일부 산간지역에서는 메밀이 완전히 사라졌다. 대개 메밀은 단작으로 재배되며 히말라야 고산지역에서는 1년에 메밀 한 작물만 재배되는 반면 중산간지에서는 메밀 이외에 보리, 밀, 완두, 겨자, 렌틸, 양배추, 옥수수, 조, 콩 중 한 가지를 선택하여 모두 두 작물이 재배된다. 또한 저위산간지에서는 메밀 이외에 감자, 토마토, 보리, 완두, 겨자, 렌텔 중 두 가지 작물이 선택되어 모두 세 작물이 재배된다.

인도의 북서부 산간지에서는 6~7월에 파종하여 9~10월에 수확하며 북동부 산간지에서는 8~9월에 파종하여 12~1월에 수확한다. 남부지방에서는 4~5월에 파종하여 8~9월에 수확한다.

인도에서는 ICAR의 재배작물 지도계획 하에서 품종 개선에 관한 육종작업 이외에 메밀의 이용 및 재배 증대를 위하여 지방종을 보존하고 있다. 또한 히말라야지역의 메밀생산을 향상시키는 촌락을 중심으로 메밀의 여러 가지 용도 및 전통적인 지식에 기초한 새로운 가공상품 개발도 시도하고 있다.

이탈리아 여행기

2000년 10월에 이탈리아 북부지방의 작은 마을 손드리오(Sondrio)를 찾아갔다. 유럽 여행은 처음이라 출발하기 전부터 흥분과 긴장을 느끼며 비행기에 올랐다. 여행 목적은 손드리오 지방신문사에서 주최하는 국제메밀심포지움에 초청을 받아 '한국의 메밀 문화와 산업'에 대한 소개를 하러 가는 것이었다. 11시간이 넘는 장시간의 비행에도 피곤한 줄 모르고 로마와 밀라노를 거쳐 출발한 지 이틀만에 목적지에 도착하였다. 밀라노에서 기차를 타고 북으로 가는 길에 마주친 아름다운 산하는 그림에서만 보던 유럽의 풍경 그대로였다. 북으로 갈수록 높아지는 산과 산정(山頂)의 만년설은 스위스의 알프스에 온 듯한 착각마저 들게 했다.

 학회가 개최되는 회의장은 손드리오 시청 회의실에 마련되었다. 천장과 벽에는 멋진 그림이 그려져 있었고 회의장 입구에는 그 지역의 특산 농산물, 특히 메밀과 밀로 가공된 식품들이 화려한 장식과 함께 전시되어 있었다. 이틀간의 학회에서는 유럽과 아시아지역의 7개국에서 온 연사들이 메밀의 약효성분에 관한 연구, 메밀의 수경재배, 유기농법에 의한 메밀재배, 메밀의 효율적인 저장 및 가공, 메밀을 이용한 건강식품, 메밀과 성인병 또는 특이체질과의 관계 등 여러 논문을 발표하였다. 나는 한국의 메밀 식문화와 메밀산업에 대해 슬라이드를 보여주며 상세히 소개해 주었다. 강냉이 튀김처럼 높은 온도와 압력으로 튀긴 메밀과 메밀싹나물을 소개했더니 발표가 끝난 뒤에도 관심 있는 여러 사람들로부터 개별적인 질문을 많이 받았다. 지역방송국(RAI)에서도 인터뷰를 요청해 와

본의 아니게 이탈리아에서 TV출연도 하게 되었다.

　마지막 날 학회를 후원해 준 포도주회사 사장인 필리피니 (Filippini)가 95년 전통을 가진 콜롬보 호텔에서의 환송 만찬에 참가자들을 초대하여 밤늦도록 음악연주를 들으며 여러 가지 이탈리아 음식을 맛보았다. 그 중에서도 이탈리아의 메밀요리를 관심 있게 살펴보고 맛을 음미해 보았다. 잘 차려입은 젊은 두 남녀가 포도주와 과실주 등 여러 가지 음식을 순서대로 날라다 주었다.

　파, 사과, 마늘 등을 넣어 조리한 메밀밥샐러드인 인살라티나(Insalatina), 치즈를 묽은 메밀 반죽으로 옷을 입혀 기름에 튀겨낸 샤트(Schott-Bitto cheese)와 비그놀리(Bignole-Casera cheese & ham), 메밀부침 속에 비토치즈를 넣어 말아놓은 사코티노(Saccottino), 메밀칼국수를 잘라놓은 듯한 주파스프(Zuppa soup), 고기와 같이 먹는 메밀가루찜인 폴렌타(Polenta), 고기와 치즈를 넣어 만든 수제비 요케타(Yoketa) 등 다양한 종류의 메밀요리를 접할 수 있었다. 내가 먹어 본 이탈리아 요리는 대체로 맛은 있었으나 내 입에는 다소 짜게 느껴져서 아쉬웠다.

　아무튼 그 날 만찬은 유럽 사람들도 평소에 메밀을 즐겨먹는다는 사실을 직접 확인하는 기회가 되었다. 그리고 테이블 좌석마다 이름표 이외에 그 지방에서 생산된 메밀 종자를 작은 목각종지에 담아 기념으로 가져가도록 하나씩 배치한 주최

측의 배려는 무척 인상적이었으며 손님 접대를 위한 노하우를 은연중에 한 수 배운 셈이었다.

돌아오는 귀국 길은 다시 밀라노를 거쳐 로마에서 서울행 비행기를 타는 여정이었으므로 밀라노에서 로마까지는 기차여행을 하게 되었다. 도시를 벗어나면 철로 주변의 농촌마을은 무척 평화로운 분위기였다. 농촌에서 혹시 메밀을 재배하는지를 확인하기 위해 철로 주변의 농토를 유심히 살펴보았으나 로마까지 오는 동안 메밀이 재배되고 있는 메밀밭은 한 군데도 보지 못했다. 이탈리아 사람들이 메밀을 좋아해도 여기서도 좋은 밭에는 소득이 더 높은 작물을 심는 경제논리가 지배하는 모양이라고 생각했다.

라오스에서 메밀재배

라오스는 메밀이 자생하거나 재배되고 있지 않은 곳이다. 건기와 우기가 뚜렷이 나뉘어 있고 아열대성기후로 인하여 메밀의 생육에 유리한 환경이 아니기 때문이다. 그러므로 메밀에 대한 재배 및 이용의 경험이 없고 국민들 대부분이 메밀에 대해 잘 모르는 실정이다. 그러나 필자가 라오스 북부의 루앙프라방지역에서 재배시험을 시도한 결과 작황이 매우 좋아 건기에도 적절한 물공급만 이루어진다면 라오스 북부 및 고지대 등 일부 지역에서 메밀재배는 무난할 것으로 생각된다. 실제로 십

여년 전에 일본의 메밀학자와 기업가들이 라오스와 태국 및 미얀마 3국의 접경지대인 '골든트라이앵글' 고원지역에서 메밀을 대량 재배한 경험이 있다. 일본으로 수입하기 위한 방편으로 시도되었으나 물류비용문제로 계속 이어지지 않고 있다.

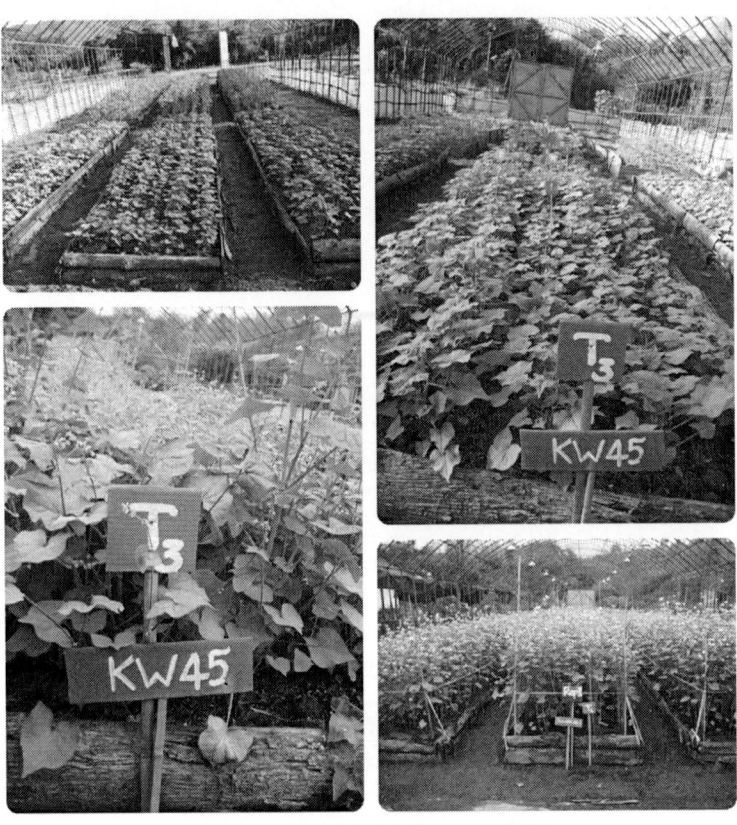

라오스 루앙프라방지역에서의 메밀재배

22. 메밀을 위한 노력

 필자들은 지난 20년 동안 우리나라에서 메밀의 생산과 이용을 위해 미력이나마 기여하고자 노력하였다. 한국메밀연구회를 결성하여 메밀의 생산성 제고 및 신품종 육성 연구, 막국수의 영양과 기능성 개선 연구, 등 메밀의 수량 증대 및 품질 개선, 막국수의 품질 향상에 주력하였다. 또한 지역 특산물인 메밀의 부가가치 제고와 메밀식문화의 창조적 전승을 위하여 지자체 및 지역 내 메밀산업체와의 협력을 통해 메밀의 보급과 홍보에도 기여하였다.

 한국메밀연구회에서 우리나라 최초의 곡물전문교양지인 '메밀' 잡지를 11회 발간하였으며 2001년 제8회 국제메밀학회를 춘천에 유치하여 메밀과학의 발전은 물론 우리나라 메밀식문화의 독창적 우수성을 세계에 널리 소개하였다.

 춘천의 막국수체험박물관

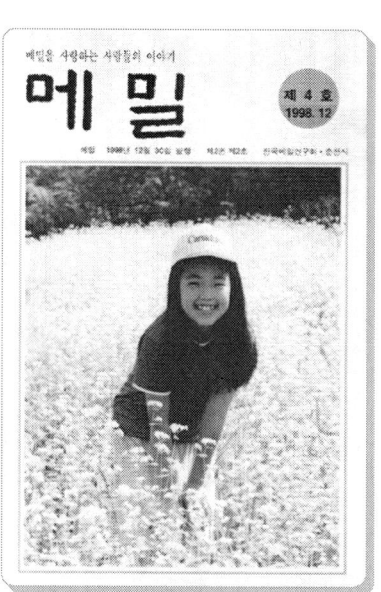

메밀잡지

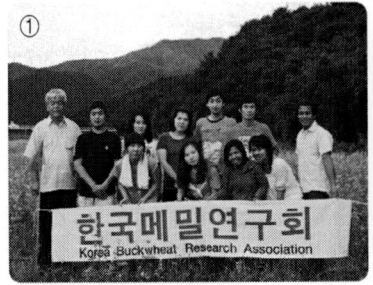 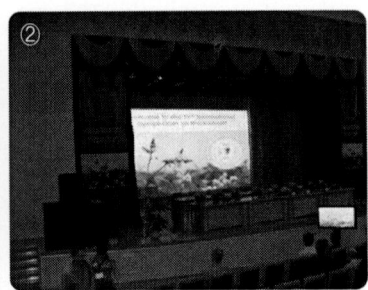
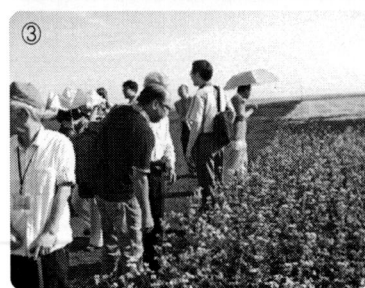 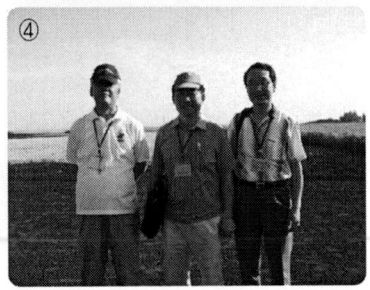

국·내외 메밀학회활동 : ①한국메밀연구회, ②③④국제메밀학회

과 평창 봉평의 효석문화관 내에 메밀자료실을 꾸미는 데 필요한 각종 자료를 제공하였으며 4종의 메밀 도서를 발행하였다.

박철호 교수는 2001년부터 2007년까지 국제메밀학회장을 역임하면서 '메밀 과학 및 문화의 선진화 및 국제화'를 위해 노력하였으며 우선희 교수는 일본에서 '자식성 메밀연구'를 주제로 박사학위를 취득하고 이어서 캐나다 농무성 곡물연구소에서 메밀을 전문적으로 연구한 한국인 최초의 메밀박사로서 국제적으로 매우 활발하게 첨단의 메밀연구를 주도하고 있다.

이러한 노력에 힘입어 국내에서 메밀의 수요는 급증하여 많은 국민이 메밀을 섭취하고 있으나 정작 농가에서는 수익성이 낮다는 이유로 여전히 메밀 재배를 기피하고 있어 수요의 상당부분을 수입에 의존하고 있는 실정이라 안타까운 심정이다.

메밀 가격이 급등하고 있는 지금이야 말로 농가소득을 증진하는 데 메밀이 매우 적합한 작물이다. 더구나 재배 기피의 사유가 되기도 했던 수확의 어려움도 메밀전용콤바인이 개발되어 해소할 수 있게 되었으므로 메밀재배를 통한 농가소득향상에 절호의 기회를 맞고 있는 셈이기도 하다.

금년 여름 KBS의 '생로병사의 비밀', '한국인의 밥상-춘천막국수', 원주MBC의 '오래된 발견 메밀' 등 메밀에 관한 방송프로그램의 제작이 봇물을 이루었다. 그 만큼 메밀에 대한 국민적 관심과 수요가 증대되고 있음을 시사하는 것이다. 이러한 때에 메밀에 대한 올바른 지식을 습득하고 건강에 도움이 되는 '메밀 섭생법'을 숙지하는 것은 매우 의미있는 일이 아닐 수 없다.

| 참고도서 및 문헌 자료목록 |

1. 한국메밀연구회 메밀 1호 1997 - 8호 2000
2. 한국메밀연구회 메밀 9. 10 합본호 '메밀을 사랑하는 사람들' 강원도민일보사 2001
3. 한국메밀연구회 '사진으로 본 한국의 메밀문화' 도서출판 진솔 200241. 한국메밀연구회 메밀 11호 2004
5. 박철호 '요게요 메물로 맹근 막국수래요' 도서출판 진솔 2003
6. Ivan Kreft, Yong Soon Choi, Kwang Jin Chang and Cheol Ho Park 'Ethnobotany of Buckwheat' Jinsol Publishing Co. Seoul, 2003
7. 윤병성, 이건순, 박철호 '건강별미 메밀이야기(역서)' 광문각 2003
8. 최병한 '메밀의 생산가공과 표상' 한림저널사 1993
9. 최병한 '우리의 건강을 위한 잡곡쌀 생산기술' 한미사 2002
10. 안완식 '우리가 지켜야 할 우리 종자' 사계절 1999
11. 조재영 '전작' 향문사 1992
12. 이홍석, 임병기 '식용작물학 II - 전작 -' 한국방송통신대학교 1993
13. 국제메밀심포지움조직위원회 '메밀산업의 현재와 미래를 위하여' 제8회국제메밀심포지움 국내세션자료집 2001
14. 김연복 '한국재래종 메밀과 자식성 야생메밀의 종간잡종 육성' 강원대 석사학위논문 2001

15. 이한범 '환경요인에 따른 메밀의 생육 및 루틴함량 특성' 강원대 박사학위논문 2001
16. Woo Sun Hee 'Fundamental studies on overcoming breeding barriers of the genus *Fagopyrum* by means of biotechnology' Ph.D thesis, Kagoshima University 1998
17. 엄석현 '메밀(fagopyrum esculentum Moench)의 Allelopathy 물질 탐색 및 분리 동정' 강원대 석사학위논문 1999
18. 강원대 '한국산 메밀을 원료로 한 rutin 생산 및 이를 이용한 시제품 생산에 관한 연구' 농림부 연구보고서 2002
19. International Buckwheat Research Association 'Fagopyrum' Vol. 1 1984 - Vol. 28 2011
20. Clayton G. Campbell 'Buckwheat *Fagopyrum esculentum* Moench' IPGRI 1997
21. Ivan Kreft 'AJDA' CZD Kmecki glas, Ljubljana 1995
22. Rezepten Mit and Welt Aller, Das Buchweizen Buch Islek ohne Grenzen, 1999
23. 평창문화원 '평창여인들이 만든 메밀음식' 2008
24. 조선료리협회 '조선료리전집(주식)' 1994
25. 강원대 '농업신소재로서의 약용메밀 신품종 육성 및 재배·이용기술 개발' 농림부 연구보고서 2006
26. 임용섭 '타타리메밀의 채소 생산 및 가공이용 연구' 강원대 박사학위논문 2009

| 집필후기 |

'메밀을 벗겨라'라고 어감이 다소 어색할 수도 있는 제목으로 메밀책을 내면서 동료들과 메밀관련 자료를 재정리해 보았다. 20년 가까이 '메밀'과 씨름하면서 국내·외 저널에 40여 편의 메밀 관련 논문을 발표하고 다섯 권의 단행본을 출간하였으나 아직도 무엇을 했는지 내보일 게 없는 부끄러운 '빈 손'이다.

여러 모로 부족하지만 앞으로도 인간생명과 건강의 파수꾼인 '메밀'을 연구하고 메밀의 가치와 문화를 함께 공유하는 일에 최선을 다할 수 있게 마음을 다잡는 계기가 되기를 소망하면서 두 편의 자작시로 후기를 갈음합니다. - 박철호

메밀꽃길을 걷다

도송리 어귀부터 길게 뿌려진 메밀
하늘의 새털구름 내려앉은 듯
어우러져 핀 꽃무리 환하다

잦은 강우에 손사래를 치면서도
다치지 않고 송이송이 활짝 핀 꽃
서로 손잡고 기도하는 아낙네들 마음이다

도송리 가는 길 가득 메운 메밀꽃길은
허약한 땅에도 헤어짐 없는 정을 피우고
잘 사는 꿈 신앙처럼 견고한 순례길

엄마가 들려준 동화 속 별빛도
환호하며 따라 나와 함께 걷는다
미명의 새벽 환희 밝히는 메밀꽃길을

메밀바라기의 꿈

앞에는 파로호 자락 내려다보이고
뒤에는 병풍산 숲으로 둘러싸여
가뭄에도 샘물 그치지 않는 구죽골에
세계메밀민속촌 세우는 꿈을 꾼다

개꿈 꿀 때도 아닌 반백의 나이에
그것만은 잘 할 수 있을 것 같아
서둘러 조감도까지 그려 놓았다

좀 더 젊어서 일하지 못한 아쉬움
묵히면 더 깊은 상처로 남을 것 같아
꿈을 향한 작은 발걸음 한 걸음씩 떼고 있다

죽어서도 메밀바라기로 다시 살아
이 땅 가난 없는 메밀천국으로 만드는 꿈
첫새벽마다 뜬 눈으로 올리는 기도

메밀을 벗겨라

지 은 이　박철호 · 우선희 · 최용순 · 장광진 · 박상언

발　　행　2012년 7월 12일 1판 1쇄
인　　쇄　2012년 7월 14일 1판 1쇄

발 행 처　도서출판 진솔
　　　　　서울 중구 을지로3가 260-15 태광빌딩 205호
　　　　　전화 (02)2272-2065　팩스 (02)2267-3011
발 행 인　조진성

정　　가　10,000원

ISBN 978-89-87750-72-9 93520

※ 본서의 제목과 독창적인 내용에 대한 일체의 무단 전재,
　 복사, 모방은 법률로 금지되어 있습니다.
※ 잘못 만들어진 책은 교환하여 드립니다.